Romita Dilip Gaikwad

Seio maxilar

Romita Dilip Gaikwad

Seio maxilar

Antro de Highmore

ScienciaScripts

Imprint
Any brand names and product names mentioned in this book are subject to trademark, brand or patent protection and are trademarks or registered trademarks of their respective holders. The use of brand names, product names, common names, trade names, product descriptions etc. even without a particular marking in this work is in no way to be construed to mean that such names may be regarded as unrestricted in respect of trademark and brand protection legislation and could thus be used by anyone.

Cover image: www.ingimage.com

This book is a translation from the original published under ISBN 978-620-2-07413-1.

Publisher:
Sciencia Scripts
is a trademark of
Dodo Books Indian Ocean Ltd. and OmniScriptum S.R.L publishing group

120 High Road, East Finchley, London, N2 9ED, United Kingdom
Str. Armeneasca 28/1, office 1, Chisinau MD-2012, Republic of Moldova, Europe
Printed at: see last page
ISBN: 978-620-7-87889-5

Conteúdo

Capítulo 1. Introdução

Os seios paranasais são espaços cheios de ar presentes no interior de alguns ossos que rodeiam as cavidades nasais e são designados de acordo com o osso em que estão presentes.[1] Os quatro seios paranasais são: frontal, maxilar, esfenoidal e etmoidal. Todos os seios paranasais abrem-se na parede lateral da cavidade nasal através de pequenas aberturas, que permitem o equilíbrio do ar entre os vários espaços aéreos e a eliminação do muco dos seios para o nariz através de uma escada rolante mucociliar. O epitélio respiratório estende-se através das aberturas dos seios paranasais para revestir as suas cavidades, uma caraterística que infelizmente favorece a propagação de infecções.[2] As células aéreas mastoides dos ossos temporais são uma rede interligada de pequenas cavidades sinusais que comunicam com o ouvido médio. Verificou-se que o sistema mastoide hipopneumatizado é um fator de risco para o desenvolvimento de várias doenças do ouvido médio.

Os seios maxilares são de particular importância para o dentista devido à sua proximidade com os dentes e as suas estruturas associadas.[3] O seio maxilar ou antro é o espaço pneumático que se encontra alojado no interior do corpo da maxila e que comunica com o meio ambiente através do meato nasal médio e do vestíbulo nasal.[4] As medições antropométricas mostraram que o segundo molar superior está mais frequentemente (45,5%) na vizinhança imediata do antro (0,5 mm ou mais próximo), seguido pelo primeiro molar (30,4%), terceiro molar (27,2%) e segundo pré-molar (19,7%).[5]

Os seios maxilares são em número de dois, um de cada lado do maxilar, e são os maiores dos seios paranasais.[6] Devido à grande proximidade dos dentes posteriores maxilares com o seio maxilar, as infecções odontogénicas podem propagar-se ao seio. Uma apreciação da bacteriologia da sinusite maxilar aguda e crónica é importante para orientar a terapia empírica, confirmar o sucesso do tratamento e limitar a utilização inadequada de antibióticos que podem promover o desenvolvimento de estirpes resistentes, o que é possível porque o seio maxilar é relativamente fácil e seguro de aceder e é o primeiro local de invasão para a microbiologia da sinusite. O seio maxilar pode albergar qualquer um de um grande número de lesões benignas com um leque diferente de etiologias. Sendo uma cavidade relativamente grande no interior do esqueleto craniofacial, pode passar-se um longo período de tempo antes de se manifestarem quaisquer sintomas. Frequentemente, os doentes só se apresentam quando as suas lesões já encheram a cavidade, causando sintomas de pressão ou se espalharam para as estruturas circundantes. Consequentemente, as anomalias que surgem no interior dos seios maxilares podem causar sintomas que podem imitar doenças de origem odontogénica e, inversamente, as anomalias que surgem nos dentes e à sua volta podem afetar os seios maxilares ou imitar os sintomas de doença sinusal.[3]

Parte ou a totalidade do seio maxilar aparece em radiografias feitas para fins dentários, pelo que o dentista deve ter alguma familiaridade com as variações da aparência normal dos seios maxilares e com as doenças mais comuns que os podem afetar. As sombras antrais, como nas radiografias, são uma fonte de dificuldade e um estado anormal de coisas só é possível com um conhecimento sólido do normal.[7]

Pode constituir um desafio no diagnóstico e tratamento de problemas relacionados com o seio maxilar na região orofacial, tanto de origem dentária como não dentária. Para compreender o diagnóstico correto, as modalidades de tratamento dos distúrbios relacionados com o seio maxilar e para tratar as complicações nesta área, a anatomia desta região, bem como a radiologia do seio maxilar, devem ser bem conhecidas.

Assim, a secção seguinte aborda o desenvolvimento, as alterações etárias, a anatomia regional e aplicada, a imagiologia, os aspectos patológicos e o tratamento das doenças relacionadas com o seio maxilar.

Os seios paranasais desenvolvem-se como invaginações a partir da fossa nasal para os seus respectivos ossos, ou seja, maxilar, frontal, esfenoidal e etmoidal.[3] Embora o desenvolvimento dos seios paranasais comece no útero, apenas os seios maxilares e etmoidais estão presentes à nascença.[8] Os seios maxilares são os primeiros a desenvolver-se no segundo mês de vida intra-uterina e apresentam dois surtos de crescimento principais nos 0-3 anos e o segundo nos 7-12 anos de vida, correspondendo ao desenvolvimento da dentição permanente e ao crescimento facial pubertário.[9]

À medida que a invaginação se desenvolve na parede lateral da fossa nasal no meato médio, ocorre simultaneamente a reabsorção do osso maxilar e o seio alarga-se lateralmente para o corpo do maxilar. Os seios maxilares desenvolvem-se no espaço existente entre a cavidade oral e o pavimento da órbita.[10]

O desenvolvimento inicial do seio maxilar segue uma série de eventos morfogénicos na diferenciação da cavidade nasal no início da gestação (cerca de 32 mm de comprimento cabeça-nádega [CRL] num embrião). Primeiro, o deslocamento horizontal das prateleiras palatinas e a subsequente fusão das prateleiras entre si e com o septo nasal separam a cavidade oral secundária de duas câmaras nasais secundárias. Essa modificação provavelmente influencia a expansão da parede nasal lateral, que começa a se dobrar; assim, surgem três conchas nasais e três meatos subjacentes. Os meatos inferior e superior permanecem como depressões rasas ao longo da parede nasal lateral durante aproximadamente a primeira metade da vida intra-uterina; o meato médio expande-se imediatamente para dentro da parede nasal lateral. Como o esqueleto cartilaginoso da cápsula nasal lateral já está estabelecido, a expansão do meato médio ocorre principalmente na direção inferior, ocupando progressivamente mais do futuro corpo maxilar.

O seio maxilar assim estabelecido no embrião com cerca de 32 mm de CCN expande-se verticalmente para o primórdio do corpo maxilar e atinge um diâmetro de 1 mm no feto com 50 mm de CCN (nesta altura são visíveis os primeiros primórdios glandulares do epitélio do seio maxilar), 3,5 mm no feto com 160 mm de CCN e 7,5 mm no feto com 250 mm de CCN. No período perinatal, o seio maxilar humano mede cerca de 7 a 16 mm no sentido anteroposterior, 2 a 13 mm no sentido superoinferior e 1 a 7 mm no sentido mediolateral.[4]

À nascença, estes seios têm aproximadamente o tamanho de um pequeno feijão-de-lima e estão situados com a sua maior dimensão orientada no sentido ântero-posterior.[10] De acordo com Shaeffer, esses diâmetros aumentam para 15, 6 e 5,5 mm, respetivamente, na idade de 1 ano, para 31,5, 19 e 19,5 mm na idade de 15 anos e para 34, 33 e 23 mm no adulto. Aumentam com o crescimento facial para ocupar o espaço entre os dentes maxilares posteriores e o pavimento da órbita.

O volume do seio maxilar é de 6-8 mm^3 ao nascimento e aumenta em várias direcções, como a parede infra-orbital, a cavidade nasal, o processo zigomático e o processo alveolar. Até aos 8 anos de idade, o volume do seio maxilar aumenta 2 mm por ano nas dimensões vertical e lateral e 3 mm por ano na dimensão ântero-posterior. Aos 10 anos de idade, o limite inferior do seio maxilar encontra-se ao nível do pavimento da cavidade nasal. O crescimento seguinte é principalmente em direção inferior e, após a erupção dos dentes maxilares, o seio maxilar atinge o seu volume máximo por volta do final da adolescência. [11]

Nas fases iniciais, o seio maxilar encontra-se no alto da maxila. Embora não se conheça o momento exato em que o seio maxilar humano atinge o seu tamanho definitivo, o seio parece expandir-se e modificar a sua forma até à altura da erupção de todos os dentes permanentes. O seio maxilar cresce para baixo através de um processo de pneumatização.

No decurso do seu desenvolvimento, o seio maxilar pneumatiza frequentemente o maxilar para além dos limites do corpo do maxilar. Consequentemente, alguns dos processos do maxilar são invadidos pelo espaço aéreo, formando recessos. Estes recessos encontram-se no processo alveolar (50% de todas as ocorrências), no processo zigomático (41,5% de todas as ocorrências) e no processo palatino do maxilar (1,75% de todas as ocorrências).

O crescimento abranda com o declínio do crescimento facial durante a puberdade, mas continua ao longo da vida. A expansão dos seios nasais normalmente cessa após a erupção dos dentes permanentes. No entanto, ocasionalmente, os seios paranasais pneumatizam ainda mais, após a remoção de um ou mais dentes posteriores maxilares e estendem-se para o processo alveolar residual.[6]

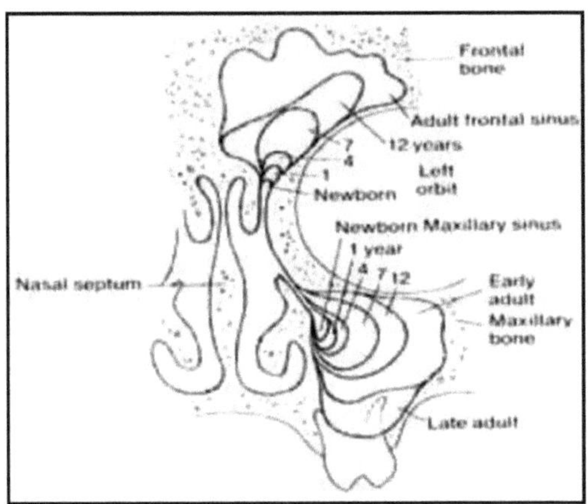

Fig. 2.1: PNEUMATIZAÇÃO DO SEIO MAXILAR

VARIAÇÕES DE DESENVOLVIMENTO

As variantes anatómicas são relativamente comuns na avaliação de doentes com sinusite maxilar e podem também estar presentes num número significativo de pessoas sem doença sinusal. O papel patogénico de cada variação anatómica deve ser avaliado numa base individual, tendo em consideração o tamanho, a posição e a presença de inflamação. Anomalias embriogénicas do desenvolvimento ou razões adquiridas, tais como infeção ou traumatismo, que levam à paragem da pneumatização do seio maxilar, podem levar a diversas variações do desenvolvimento, que incluem agenesia (ausência completa do seio), aplasia e hipoplasia (desenvolvimento alterado ou insuficiente do seio maxilar). Estas variações ocorrem isoladamente ou em combinação com outras anomalias como atresia das coanas, fenda palatina, palato alto, deformidade septal, ausência de concha, disostose mandibulofacial, malformação do nariz externo e várias condições patológicas da cavidade nasal.[4]

1. Seio maxilar supranumerário: é a ocorrência de dois seios maxilares completamente separados no mesmo lado, com dois óstios do seio permanentemente separados, o que resulta da abertura da mucosa nasal no primórdio do corpo maxilar a partir de dois pontos, quer no meato nasal médio, quer nos meatos médio e superior ou médio e inferior, respetivamente.

2. Aplasia: É o desenvolvimento alterado do seio maxilar causado por falha na pneumatização. Nesta condição, o seio aparece radiopaco.

3. Agenesia: É a ausência completa do seio maxilar.

4. Hiperplasia: É um desenvolvimento excessivo do seio maxilar, que ocorre na acromegalia. Estas anomalias ocorrem isoladamente ou em associação com outras anomalias como atresia das coanas, fenda palatina, palato alto, deformidade septal, ausência de condra, disostose mandibulofacial, malformação do nariz externo e condição patológica da cavidade nasal como um todo.

5. Hipoplasia: Descreve um espetro de anomalias anatómicas que vão desde a hipoplasia ligeira dos seios nasais até aos seios nasais tipo fenda. Trata-se de uma entidade clínica pouco frequente que foi descrita em 1,73% a 10,4% dos doentes com sintomas sinusais.[11] Aparece como uma radiopacidade do seio.

A hipoplasia ou aplasia do processo uncinado pode estar associada à hipoplasia do seio maxilar (HMS), tendo sido descritos três níveis de gravidade da HMS, com base no aspeto da TC. A HMS tipo I é caracterizada por hipoplasia ligeira a moderada, processo uncinado normalmente desenvolvido e passagem infundibular bem definida, com vários graus de espessamento da mucosa no seio afetado. A MSH tipo II é caracterizada por um processo uncinado hipoplásico com passagem infundibular mal definida ou ausente, opacificação total do seio afetado por densidade de tecidos moles na tomografia computadorizada e hipoplasia sinusal marcadamente significativa. A MSH tipo III é caracterizada por um processo uncinado ausente ou muito hipoplásico e uma hipoplasia ou aplasia profunda do seio: o seio é representado apenas por uma fenda pouco profunda na parede nasal lateral. O conhecimento da MSH no pré-operatório pode evitar complicações, como lesões orbitais, durante a realização da uncinectomia durante a cirurgia endoscópica dos seios paranasais.[12]

6. Célula aérea etmoidal infra-orbitária (célula de Haller): É a variação anatómica mais comum.[8] Trata-se de uma célula etmoidal que se pneumatiza ao longo do teto medial do seio maxilar e da porção inferomedial da lâmina papirácea. Estas células estão presentes em aproximadamente 3-4% dos doentes e surgem mais frequentemente do etmoide anterior, invadindo frequentemente o infundíbulo. Bolger et al. investigaram o papel da célula aérea infra-orbitária na sinusite e não encontraram diferença estatisticamente significativa entre a sua prevalência em doentes com sinusite maxilar recorrente e a de doentes assintomáticos.[8]

O seio maxilar é o maior de todos os seios paranasais. O seio maxilar está sujeito a uma grande variação em termos de forma, tamanho e modo de desenvolvimento. Por conseguinte, é inconcebível propor qualquer descrição estrutural que satisfaça os seios maxilares humanos. Normalmente, no entanto, o seio é descrito como uma pirâmide de quatro lados, cuja base está virada medialmente para a cavidade nasal e cujo ápice está apontado lateralmente para o corpo do osso zigomático. Situa-se principalmente na maxila, mas pode estender-se aos ossos palatino e zigomático.

Os seios maxilares de cada lado podem ser idênticos ou assimétricos em tamanho e forma. As dimensões médias do seio maxilar são de aproximadamente 3,5 cm (ântero-posteriormente) x 3,2 cm (altura) x 2,5 cm (largura) - (Turner 1902). A largura transversal e ântero-posterior do seio maxilar na TC axial são índices convenientes para o seu tamanho. A altura do assoalho do seio alterou-se com mudanças no volume do seio, mas não foi diretamente influenciada pelo estado da dentição. O seio maxilar tem uma forma piramidal horizontal que consiste numa base, um ápice e 4 lados. A base é formada pela parede lateral da cavidade nasal, enquanto o ápice se encontra na junção dos ossos maxilar e zigomático. Pode estender-se até ao osso zigomático quando o seio é muito grande e, nesse caso, forma um recesso zigomático e projecta-se como uma sombra em forma de V sobre o antro.

As quatro paredes são:

1) Parede superior ou teto do seio

2) Parede anterior

3) Parede posterior e lateral (parede posterolateral)

4) Pavimento do seio

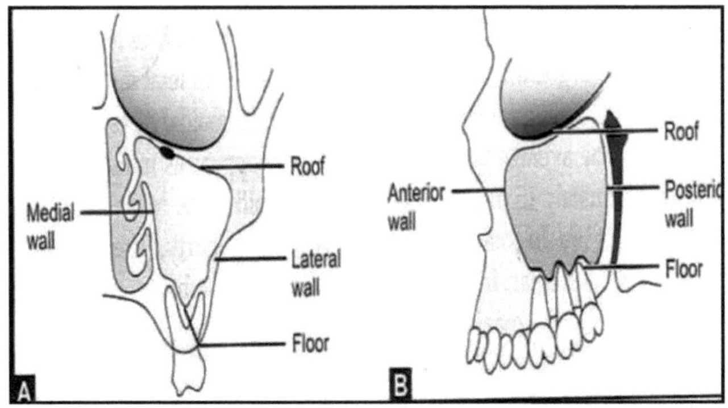

Fig. 3.1: ANATOMIA DO SEIO MAXILAR

Os quatro lados do seio, que normalmente estão distantes um do outro medialmente, convergem lateralmente e encontram-se num ângulo obtuso. A identidade de cada um dos quatro lados é algo difícil de discernir e a transição da superfície de um lado para o outro é geralmente mal definida. Assim, é evidente que a comparação do espaço sinusal com um corpo geometricamente bem definido tem apenas valor pedagógico.

A espessura da parede óssea do seio varia e depende da quantidade de reabsorção óssea que ocorreu nestas paredes durante o crescimento. O volume do seio é de 15 a 30 ml. A base do seio, ou seja, a parede lateral do nariz, que é a mais fina de todas as paredes, apresenta uma perfuração, o óstio, ao nível do meato médio.

O óstio é uma abertura grande, mas no crânio intacto o tamanho da abertura é reduzido para 3-4 mm, uma vez que é sobreposto por:

Superiormente: Processo uncinado do etmoide e parte descendente do osso lacrimal

Inferiormente: Concha nasal inferior

Posteriormente: Placa perpendicular do osso palatino

O seu tamanho é ainda mais reduzido pela mucosa espessa do nariz. O óstio está mais próximo do teto do que do pavimento, permitindo assim a drenagem natural do seio. O óstio do seio maxilar tem sido observado como uma abertura posterior, superoanterior ou medial, dependendo da anatomia individual do doente.[8] Em alguns indivíduos, para além do óstio principal, dois ou muitos mais óstios acessórios ligam o seio ao meato nasal médio. Em 5,5 % dos casos, o óstio principal está localizado no terço anterior do hiato semilunar, em 11 % no terço médio e em 71,7 % no terço posterior e em 11,3 % o óstio encontra-se fora e em posição posterior ao hiato semilunar. Os óstios acessórios são encontrados em 23% desses casos no meato médio (Van Alyea) e ocorrem raramente no meato nasal inferior (Delaney e Morse).

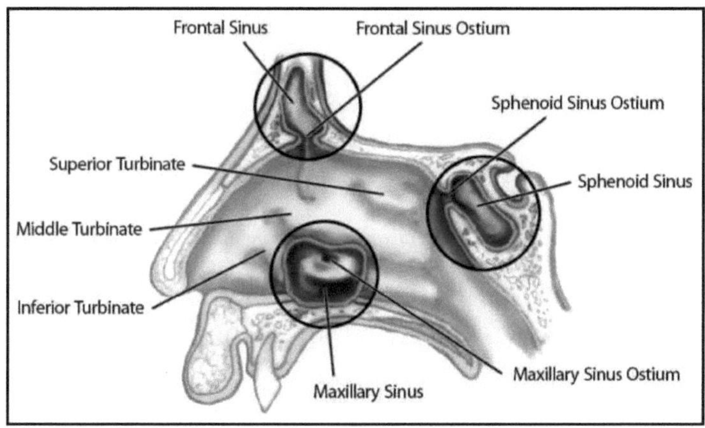

Fig. 3.2: ÓSTIO DO SINUS MAXILAR

No decurso do seu desenvolvimento, o seio maxilar pneumatiza a maxila para além dos limites do corpo do maxilar. Por conseguinte, alguns dos processos do maxilar são invadidos pelo espaço aéreo. Estas expansões, referidas como recessos, encontram-se no processo alveolar (50 % de todos os casos), processo zigomático (41,5 % de todos os casos), processo frontal (40,5 % de todos os casos) e processo palatino (1,75 % de todos os casos) do maxilar (Hajnis et al). A ocorrência do recesso zigomático geralmente coloca os feixes neurovasculares alveolares superiores em proximidade com o espaço do seio. O recesso frontal invade e por vezes envolve o conteúdo do canal infraorbitário, enquanto os recessos alveolopalatinos reduzem a quantidade de osso entre os ápices dentários e o espaço do seio. Este último desenvolvimento pneumatiza frequentemente o pavimento do seio adjacente às raízes do primeiro molar e menos frequentemente às raízes do segundo pré-molar, do primeiro pré-molar e do segundo molar, por esta ordem de frequência (Osmont et al). O recesso alveolar completamente desenvolvido é caracterizado por três depressões separadas por dois septos ósseos incompletos. A depressão anterior ou fossa , corresponde ao local original dos botões pré-molares, a média aos botões molares e a posterior ao botão do terceiro molar (Perovic).

• Teto do seio: O teto é plano e inclina-se ligeiramente para a frente e para o lado. O teto do seio maxilar é formado pelo assoalho orbital ósseo, ou seja, uma placa orbital fina da maxila. Esta placa separa o seio maxilar, por baixo, da órbita e do seu conteúdo, por cima. Esta fina superfície orbital estende-se lateralmente até à fissura orbital inferior. Inclina-se para baixo de medial para lateral e a parte mais medial do teto forma a parede inclinada dos seios etmoidais. Frequentemente, o nervo infra-orbital pode ser visto como uma crista ou sulco ao longo do teto do seio, à medida que o nervo passa de uma direção posterior para anterior. Ocasionalmente, o nervo infra-orbital pode estar deiscente no teto do seio, o que alguns autores referem ser uma causa potencial de dor facial e cefaleia.[8] Acima do teto do seio maxilar está a parte inferior da órbita, contendo a gordura periorbital, a artéria oftálmica, o ramo zigomático do nervo maxilar e os músculos reto inferior e oblíquo inferior.

A infeção antral pode invadir os vasos e nervos infra-orbitais e os tumores malignos que crescem no seio podem envolver a órbita.[13] O envolvimento do nervo infra-orbital por invasão da órbita em caso de carcinoma do seio maxilar pode causar anestesia da pele sobre o maxilar.[1]

• PISO: O piso do seio maxilar é curvo e é formado pelo terço inferior da parede medial e pela parede buco-alveolar. O pavimento do seio corresponde ao processo alveolar da maxila e está relacionado com as raízes dos dentes, especialmente o segundo pré-molar e o primeiro molar. O pavimento situa-se cerca de 1 cm abaixo do nível do pavimento do nariz. Este nível corresponde ao nível do bordo inferior da asa do nariz. O pavimento pode ser subdividido por septos ósseos incompletos situados entre as raízes dos dentes, especialmente na parte posterior do seio.

O pavimento é marcado por várias elevações cónicas produzidas pelas raízes do molar e do pré-molar superiores. As raízes podem mesmo penetrar no pavimento ósseo para ficarem por baixo do revestimento mucoso. Por vezes, o canino pode projetar-se na parede anterolateral. Assim, a relação do antro maxilar com os dentes é inconsistente.

A relação dos dentes maxilares com o seio varia de acordo com o tamanho do seio e o grau de pneumatização do processo alveolar, bem como com a idade dentária. O seio maxilar está normalmente separado da dentição molar por uma camada de osso compacto. Ocasionalmente, esta camada de osso pode ser fina ou estar ausente, proporcionando uma via direta para a disseminação de infecções odontogénicas para o seio.[8] Quando o seio maxilar é muito grande e o pavimento fica mais fino, existe o risco de fratura e um dente posterior maxilar pode deslocar-se para o seio.[6]

- PAREDE ANTERIOR: Esta parede é formada pela superfície facial da maxila, que se estende da abertura piriforme anteriormente até a sutura zigomaticomaxilar lateralmente e da borda infraorbital superiormente até o processo alveolar e os dentes maxilares inferiormente. A parede anterior é deprimida pela fossa canina na superfície anterior da maxila e é convexa em direção ao interior do seio.

Esta parede é sulcada internamente por um canal delicado (canalis sinuosus) que alberga o nervo alveolar superior anterior e os vasos à medida que estes passam para a frente a partir do canal infra-orbital.

• PAREDE POSTEROLATERAL: É uma placa curva que forma o limite anterior da fossa pterigopalatina e da fissura pterigomaxilar. Forma também a parede anterior oblíqua da fossa infratemporal. É atravessada e contém o canal alveolar posterior, que transmite os nervos alveolares póstero-superiores para irrigar os molares superiores. Imediatamente a seguir a esta parede, estão localizadas várias estruturas importantes na fossa pterigopalatina, que incluem o nervo maxilar, a artéria maxilar, o gânglio esfenopalatino e o nervo do canal pterigoide.

O conteúdo dos canais alveolares no seio maxilar pode produzir cristas no seio. O fornecimento nervoso dos dentes posteriores maxilares é transmitido pelo conteúdo dos nervos nesta parede do seio maxilar e, por conseguinte, a sinusite aguda é acompanhada de dor em vários dentes posteriores maxilares.

- PAREDE MEDIAL: A parede medial é delimitada pela cavidade nasal e é ligeiramente convexa em direção ao seio. A parede medial, também designada por base do seio, é formada pelas estruturas da parede nasal lateral, nomeadamente o processo maxilar da concha nasal inferior em baixo, a placa perpendicular do osso palatino e o processo uncinado do osso lacrimal em cima.

A parede medial é deficiente póstero-superiormente no hiato maxilar, uma grande abertura que é parcialmente fechada num crânio articulado pelas estruturas da parede nasal lateral acima mencionadas e também pelo osso lacrimal e pela mucosa nasal sobrejacente para formar um óstio e fontanelas anterior e posterior.

O óstio abre-se normalmente na parte inferior do infundíbulo etmoidal e depois no meato médio através do hiato semilunar (o hiato forma a área acima do bordo superior do processo uncinado). As fontanelas são cobertas apenas por periósteo e mucosa e podem conter óstios acessórios que podem ser visíveis nas imagens de TC.

O esqueleto da parede medial do seio maxilar é parcialmente ósseo, parcialmente cartilaginoso e parcialmente constituído apenas por tecidos moles.

As 3 partes da parede medial do seio maxilar são :

A. Parte óssea

B. Parte cartilaginosa

C. Parte cuticular

- PARTE BONECA : É formada de antes para trás por:

1. Osso nasal
2. Processo frontal do maxilar
3. Osso lacrimal
4. Labirinto etmoidal com concha superior e média
5. Concha nasal inferior

6. Placa perpendicular do osso palatino juntamente com o seu processo orbital e esfenoidal
7. Placa pterigóidea medial

- PARTE CARTILAGINOSA : É formada por:

1. Cartilagem nasal superior
2. Cartilagem nasal inferior
3. 3-4 pequenas cartilagens da ala

- PARTE INFERIOR CUTICULAR: É formada por tecido fibrogorduroso que reveste a pele.

As várias partes associadas à parede medial são :

1. Ostium do seio maxilar
2. Conchas nasais
3. Meatos do nariz, ou seja, meato inferior, meato médio e meato superior
4. Recesso esfenoetmoidal
5. Átrio do meato médio
6. Vestíbulo do nariz
7. Ducto antronasal

O ducto nasolacrimal passa para baixo, medialmente ao antro, para se abrir no meato inferior. O seu lúmen pode ser invadido por crescimentos no interior do seio. O meato médio do nariz está relacionado com a parte superior do antro. Assim, o labirinto etmoidal pode ser abordado através do antro.[14] Quase metade de todos os tumores nasossinusais surgem da parede nasal lateral (Jacobsen et al, 1997)[15] .

IRRIGAÇÃO SANGUÍNEA, IRRIGAÇÃO NERVOSA E DRENAGEM LINFÁTICA

FORNECIMENTO DE SANGUE: O fornecimento de sangue à mucosa do seio maxilar é rico, mas a mucosa sinusal não é tão vascularizada como a mucosa oral ou a mucosa nasal.

As artérias seguintes contribuem para o fornecimento de sangue arterial aos seios maxilares:

a. Artérias dentárias anteriores, médias e póstero-superiores

b. Artéria palatina maior

c. Ramos esfenopalatinos

d. Artéria infra-orbital

Todos os ramos acima referidos são da parte 3rd da artéria maxilar, que é o ramo da artéria carótida externa.

e. Artéria facial que é o ramo anterior da artéria carótida externa.

Existem muitas anastomoses arteriais na região do seio maxilar e essa rica rede de conexões anastomóticas é responsável pela boa sobrevivência de fragmentos ósseos fraturados nessa parte dos maxilares e promove a rápida cicatrização de feridas. Ramos da artéria alveolar póstero-superior e da artéria infra-orbital formam uma anastomose na parede óssea do seio, que também fornece a membrana mucosa que reveste as câmaras nasais. Existe frequentemente uma anastomose extra-óssea entre a artéria alveolar póstero-superior e a artéria infra-orbitária. A anastomose intra e extra-óssea forma uma arcada arterial dupla que supre a parede antral lateral e parcialmente o processo alveolar.

No entanto, uma vez que o fornecimento de sangue ao seio maxilar provém de ramos terminais de vasos periféricos, é rara a ocorrência de hemorragia significativa durante o procedimento de elevação do seio maxilar.[16]

DRENAGEM VENOSA: O padrão básico da drenagem venosa é para o plexo venoso pterigóideo posteriormente, com alguma para a veia facial anteriormente. A distribuição das veias é muito mais variável do que a das artérias. As veias correm com a artéria alveolar anterior, média e póstero-superior nos seus canais neurovasculares nas paredes facial e infratemporal do seio maxilar e também passam dentro das fontanelas membranosas para a cavidade nasal.

As veias dentárias superior anterior e média drenam superiormente para a veia infra-orbitária e depois posteriormente através do canal infraorbitário, do sulco infraorbitário e da fissura orbitária inferior para a parte superior da fossa pterigopalatina.

Os tributários das veias esfenopalatinas passam da parede medial do seio maxilar através das fontanelas para a parede lateral do nariz e deixam a cavidade nasal póstero-superiormente através do forame esfenopalatino para entrar na fossa pterigopalatina.

A artéria póstero-superioalveolar drena posteriormente nos mesmos canais alveolares que as artérias e nervos, viajando quase horizontalmente para sair através de forames na superfície posterior da maxila para a fossa pterigopalatina.

Da fossa pterigopalatina, as veias que drenam o seio maxilar passam lateralmente para a região infratemporal para entrar no denso plexo venoso pterigoide. As veias faciais (anteriores) enviam a veia bucal (facial profunda) posteriormente para se juntar ao plexo.

O plexo pterigoide forma a veia maxilar curta e larga, que entra na glândula parótida e se une à veia temporal superficial para formar a veia facial posterior retromandibular.

O plexo pterigoide comunica com o seio cavernoso através de uma veia emissária que passa pelo forame lacerante e pelo forame oval. Assim, a infeção do seio maxilar pode propagar-se para envolver o seio cavernoso através de qualquer uma das suas veias de drenagem.

DRENAGEM LINFÁTICA: A mucosa do seio maxilar tem uma rede capilar linfática longitudinal superficial e profunda orientada para o óstio do seio maxilar. A densidade dos linfáticos aumenta de cranial para caudal e de dorsal para ventral, atingindo a densidade máxima no óstio natural.[8] Neste ponto, a rede linfática liga-se diretamente aos vasos nasais e dirige-se para a nasofaringe.

Além da via ostial de drenagem linfática, existem conexões linfáticas sobre o plexo pterigopalatino para a trompa de Eustáquio e a nasofaringe. A base linfática primária dos seios paranasais são os linfonodos cervicais laterais e retrofaríngeos.

FORNECIMENTO DE NERVOS: A inervação sensorial geral provém de ramos do nervo maxilar, simpáticos do gânglio cervical superior e parassimpáticos do gânglio esfenopalatino. Estas fibras são distribuídas através dos ramos dentário superior posterior e médio e infraorbitário do nervo maxilar e através dos ramos palatino maior e nasal do gânglio pterigopalatino.

A mucosa respiratória do seio maxilar recebe uma densa rede de fibras nervosas adrenérgicas e colinérgicas, que são ramos dos nervos que também irrigam as polpas dentárias dos dentes superiores.

Nervos sensoriais: O nervo dentário anterossuperior está em todo o lado intimamente relacionado com a artéria dentária anterossuperior. O plexo do nervo dentário ântero-superior supre o teto, a parede facial e a parte anterior da parede medial do seio maxilar antes de emitir o seu ramo nasal. O nervo dentário póstero-superior origina-se do nervo maxilar na fossa pterigopalatina; em seguida, desce entre a membrana mucosa e as paredes ósseas do seio maxilar, irrigando as paredes póstero-lateral e inferior e contribuindo depois para a parte molar do plexo dentário superior.

O nervo dentário médio superior corre nas paredes póstero-lateral e facial do seio. Fornece a mucosa antral superior e lateralmente e contribui para a parte do plexo dentário superior que fornece os dentes pré-molares superiores.

O ramo palatino maior do gânglio esfenopalatino desce no canal palatino maior na junção das paredes medial e posterolateral do seio, antes de emergir do forame palatino maior.

Simpático: O hipotálamo controla o fornecimento do nervo simpático ao seio maxilar através de sinapses na coluna intermediolateral da medula espinal torácica superior e no gânglio cervical superior.

Parassimpático: O hipotálamo regula as entradas parassimpáticas para o seio maxilar através de sinapses no núcleo salivatório superior e no gânglio pterigopalatino.

ANATOMIA APLICADA

O seio maxilar é o seio paranasal com maior impacto no trabalho dos médicos dentistas, uma vez que estes são frequentemente solicitados a fazer um diagnóstico em relação à dor orofacial que pode ter origem sinogénica. Um vasto espetro de processos patológicos pode envolver o seio maxilar, com origem no revestimento do seio, nos seios paranasais adjacentes, no espaço nasal, nos tecidos dentários e orais ou no osso adjacente com expansão para o seio. Aproximadamente 10-12 % dos casos de doença inflamatória do seio maxilar são de origem dentária.[9] Por isso, a anatomia e os aspectos aplicados do seio maxilar devem ser bem conhecidos por um dentista.

Os vários aspectos aplicados do seio maxilar são os seguintes:

1. Devido à presença de osso fino, a extração dos dentes posteriores superiores pode danificar o pavimento e o trauma pode fraturar as suas paredes. A fratura do terço médio da face envolve o seio maxilar. As fracturas do osso zigomático mostram o contraforte zigomático empurrado para dentro do seio; enquanto as fracturas do terço médio da maxila - Lefort I, II e III mostram perturbações nas paredes do seio.[6]

2. A parede do seio é muito fina na área da fossa canina. Esta área é utilizada para aspiração diagnóstica, como local para a operação de Caldwell - Luc e cirurgia endoscópica funcional do seio.

3. O óstio situa-se aproximadamente dois terços acima da parede medial do seio, o que anatomicamente torna a drenagem do seio inerentemente difícil.[17]

4. Devido à estreita proximidade do seio com os dentes maxilares posteriores, o feixe neurovascular dos dentes está em risco durante a curetagem do seio.[17]

5. Os nervos viajam fechados na parede do seio inervando os dentes relacionados, ou seja, os dentes posteriores maxilares; por isso, pode ser difícil distinguir a dor de origem dentária da de origem sinusal. Da mesma forma, a abordagem endodôntica cirúrgica bucal pode envolver os nervos e causar parestesia.[17]

6. A importância da drenagem vascular do seio reside no facto de, para além de unir as vias típicas na maxila às veias jugulares, também poder drenar para cima, para os seios etmoidais e frontais e, eventualmente, atingir o seio cavernoso no pavimento do cérebro. A propagação da infeção por esta via é uma complicação grave das infecções do seio maxilar, como celulite periorbitária, cegueira e até mesmo trombose do seio cavernoso potencialmente fatal.

7. A posição do seio maxilar é uma consideração importante para a posição dos forames

neurovasculares do ponto de vista da técnica de anestesia local, das abordagens cirúrgicas aos terceiros molares superiores impactados e dos pormenores da anatomia radiográfica.

8. Devido à grande proximidade dos dentes posteriores com o seio maxilar, os dentes podem ser deslocados para o seio maxilar durante a extração. A raiz palatina do primeiro molar superior é a raiz mais comum deslocada para o interior do seio. Como também, devido a esta estreita relação, os medicamentos para o canal radicular e os materiais de obturação são introduzidos no seio maxilar para além do forame apical.[17]

9. Uma infeção odontogénica primária da maxila pode ser transferida para a órbita através de várias vias. A via mais comum é a partir do seio maxilar. Assim, os médicos não devem efetuar uma extração dentária quando o doente se encontra na fase aguda de uma infeção do seio maxilar.[18]

10. A fossa esfenopalatina pode ser abordada através da parede posterior do seio para a ligadura da artéria maxilar e também para a realização da neurectomia de Vidian.[19]

11. A operação de Caldwell-Luc não deve ser efectuada antes dos 12 anos de idade, até à erupção do segundo molar, caso contrário a dentição pode ser afetada.

12. O bucinador está ligado ao alvéolo que cobre as partes superiores das raízes vestibulares dos molares superiores. A sua lâmina muscular dirige o pus que perfurou a mucosa e o osso do fundo do seio (parede alveolar vestibular) para o sulco vestibular ou para o rosto.

13. Sempre que se pretenda efetuar uma antrostomia intranasal, a punção antral na cavidade sinusal deve ser feita através do meato médio nas crianças e no meato inferior nos adultos.[6]

14. Uma vez que as paredes são constituídas maioritariamente por osso fino, um tumor com origem no seio pode expandir-se para cima, para a órbita, para baixo, para a boca (normalmente para o processo buco-alveolar), posteriormente, para a fossa pterigopalatina ou para a região infratemporal (pterigoide), para a frente, para a bochecha, ou medialmente, para a cavidade nasal.

15. As paredes do seio maxilar são frequentemente irregulares, variando as irregularidades desde cristas pouco profundas sem importância prática até projecções crescentes de tamanho considerável,

ocasionalmente um septo completo que pode impedir uma drenagem cirúrgica adequada.

16. A parte mais medial do teto forma a parede inclinada dos seios etmoidais, a partir da qual a doença pode propagar-se para o seio maxilar.

17. Ao tamponar um antro, deve ter-se o cuidado de evitar empurrar um fragmento ósseo fracturado contra a artéria oftálmica, causando espasmo ou oclusão e consequente cegueira.

18. A relação entre as raízes dentárias e o assoalho do seio maxilar influencia o movimento ortodôntico. Quando o fundo do seio é vertical e há mais osso na direção do movimento dentário, parece haver um maior grau de inclinação, enquanto o movimento através de um fundo de seio mais horizontal é translatório.

19. O ducto nasolacrimal pode ser obstruído por tumores do seio maxilar, provocando epífora (lágrimas que rolam pela face). A abertura nasal do ducto encontra-se no meato inferior, na junção dos seus terços anterior e médio, e sob a cobertura do corneto inferior. Logo atrás, encontra-se a área de osso fino que é normalmente penetrada para criar uma antrostomia a partir do meato inferior.

20. A artéria palatina maior pode ser danificada durante a remoção do osso no ângulo posterior inferior do meato inferior durante a antrostomia.

21. Existem muitas anastomoses arteriais na região do seio maxilar. É a rica rede de conexões anastomóticas que explica a boa sobrevivência de fragmentos ósseos fracturados nesta parte dos maxilares, permite a fratura deliberada do maxilar sem perda do fornecimento de sangue e promove a rápida cicatrização de feridas.

22. O corneto médio, que se junta ao resto do osso etmoide a meio da órbita, cobre completamente a parede lateral do meato médio e torna o seu exame por visão direta difícil ou mesmo impossível.

23. A inflamação e a alergia da cavidade nasal que provocam a congestão venosa e linfática do óstio resultam numa drenagem deficiente da mucosa e numa patologia sinusal secundária.

24. Os padrões de drenagem linfática são importantes porque as infecções e os tumores malignos

podem propagar-se ao longo do sistema linfático.

25. Os nervos sensoriais que irrigam o seio maxilar passam perto ou através do gânglio esfenopalatino, pelo que um bloqueio anestésico local do gânglio anestesiará o seio maxilar.

26. A destruição do gânglio esfenopalatino, uma operação comum no passado para a febre dos fenos e doenças alérgicas, é seguida por uma atrofia catastrófica do tecido glandular dos seios nasais, palato e nariz.

Capítulo 4: Histologia do seio maxilar

O seio maxilar é revestido por uma mucosa respiratória semelhante e contínua com a mucosa do nariz e dos outros seios paranasais. A membrana do seio é conhecida como membrana Schneideriana. O revestimento do seio maxilar é um mucoperiósteo que consiste em três camadas:

- Um revestimento epitelial
- Lâmina própria
- Periósteo

A espessura das camadas combinadas é geralmente inferior a 1 mm. As duas últimas camadas estão tão intimamente aderentes uma à outra que são frequentemente difíceis de distinguir e podem ser consideradas como uma única camada. O epitélio e a lâmina própria são muito mais finos do que na cavidade nasal.

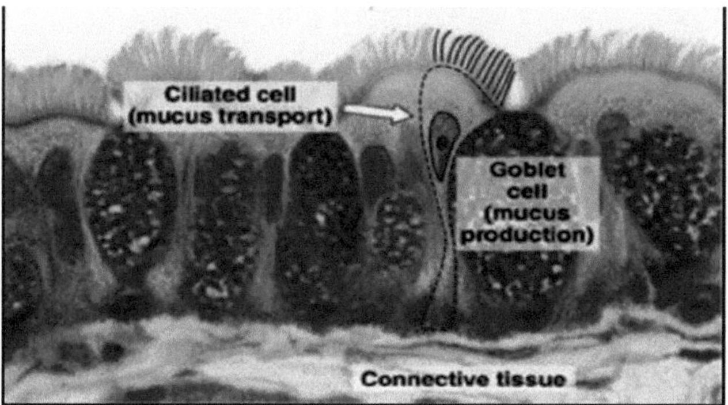

Fig. 4.1 : HISTOLOGIA DO SEIO MAXILAR

O epitélio é constituído por uma única camada de epitélio colunar pseudo-estratificado ciliado e tem menos células caliciformes que segregam muco. As células epiteliais colunares que revestem a superfície contêm cílios. Os cílios batem em direção ao óstio. Os cílios são mais marcados perto do óstio do seio e ajudam na drenagem do muco para a cavidade nasal. A parede medial do seio maxilar possui uma mucosa mais espessa e rica em glândulas seromucosas do que a das paredes laterais.

A mucosa do seio maxilar tem uma elevada capacidade de regeneração após uma remoção traumática ou cirúrgica ou uma vez eliminada a causa da infeção.

FISIOLOGIA

A fisiologia das estruturas anatómicas está geralmente relacionada com a sua função. Várias funções do seio maxilar foram propostas. São elas:

1. Redução do peso do esqueleto facial: Como os seios maxilares são preenchidos com ar e não com osso esponjoso, o crânio fica mais leve. Na realidade, a poupança de peso é insignificante. Calcula-se que, se todos os seios maxilares forem preenchidos com osso esponjoso em vez de ar, o peso do crânio aumentará apenas cerca de 1 %.

2. Ressonância fonética e feedback auditivo: Os seios nasais podem atuar como uma caixa de ressonância para a voz cantada. Os seios nasais também afectam a condução da voz para o próprio ouvido.

3. Isolamento: A temperatura do ar inspirado pode variar entre -50^0 c e 50^0 c. A contracorrente arterial nasal rica nos cornetos aquece o ar inspirado e pode absorver o calor do ar expirado. Os seios nasais podem isolar as órbitas das variações de temperatura intranasais.

4. Ar condicionado: Os seios maxilares contêm de facto algumas glândulas serosas cuja secreção aquosa se evapora para humidificar o ar contido. Os seios paranasais podem atuar como câmaras suplementares, ajudando o nariz a aquecer, humidificar e filtrar o ar inspirado.

5. Conservação da água: A humidade é fundamental para a função ciliar. A desidratação durante alguns minutos esgota o cobertor mucoso, pára o batimento ciliar e causa degeneração ciliar. O ar quente pode reter mais humidade do que o ar frio. Os seios nasais podem funcionar como permutadores de calor acessórios, aquecendo o ar inspirado para aumentar o seu teor de humidade e arrefecendo o ar expirado para diminuir o seu teor de água.

6. Filtração: Slaving (1988) sugeriu que as partículas que escapam à filtragem pelo nariz podem ficar retidas no revestimento mucoso dos seios nasais.

7. Espaço morto: O stress maxilar na maxila é transmitido dos processos alveolares para o crânio por três contrafortes verticais cujo tamanho e forma são ditados pela sua função; os seios maxilares são simplesmente o espaço morto entre eles. Ajudam a absorver o choque dos golpes na face, limitando assim as lesões faciais provocadas por traumatismos.

8. A produção de lisozima bactericida na cavidade nasal é analisada em pormenor por Latkowski, Blanton e Biggs.

9. A forma e o tamanho do seio maxilar contribuem para o contorno facial, mas não existe uma função fisiológica para o contorno facial.

FISIOPATOLOGIA

Os seguintes processos fisiopatológicos são de importância clínica:

I. Trocas gasosas da mucosa do seio maxilar (Oxigenação do seio maxilar): Os óstios com mais de 2,5 mm de diâmetro são capazes de manter a concentração normal de oxigénio no interior do seio. A obstrução parcial ou total do óstio do seio maxilar ocorre em doenças agudas ou crónicas. A diminuição do teor de oxigénio do ar no seio maxilar após o bloqueio do óstio ou do ducto antronasal provoca um aumento da permeabilidade capilar e a formação de transudado. Segue-se a metaplasia glandular e o subsequente aumento da secreção de muco para a cavidade. A mucosa hiperplásica acaba por se tornar edematosa e polipoidal. Este espessamento da mucosa é visível numa radiografia.

II. Patência do ducto antronasal: O ducto antronasal é um canal curvo com 6 mm de comprimento. A sua permeabilidade é um pré-requisito para o arejamento eficaz e a eliminação das secreções necessárias para manter um seio maxilar saudável.

III. Produção de muco e transporte mucociliar: O óstio está muito próximo do teto do seio. A sua situação é desfavorável à drenagem gravitacional quando a cabeça está erecta. A eliminação da secreção do seio depende, portanto, do transporte ativo pelo sistema mucociliar. O transporte mucociliar é necessário para evitar a acumulação de líquido no seio maxilar e também para prevenir a infeção. A propulsão ciliar começa na base do seio e os cílios continuam a bater em direção ao óstio natural.

Outro mecanismo: A pressão negativa do ar durante a inspiração auxilia a depuração ciliar do seio maxilar. A irritação da mucosa nasal que provoca os espirros também pode ajudar na eliminação do muco.

IV. Voo e mergulho: O barotrauma antral só ocorre se o ducto antronasal estiver bloqueado. O efeito é menos comum mas mais dramático no mergulho do que no voo.

Capítulo 6. Exame e investigação

O exame clínico do seio maxilar é efectuado com base na queixa apresentada pelo doente, nos seus antecedentes e na história clínica geral do doente.

Os seguintes pontos devem ser incluídos no historial do doente:

- História da doença atual
- História de doença anterior
- História pessoal
- História familiar

Um doente com doença do seio maxilar apresenta uma ou mais das seguintes queixas[20] :

- Obstrução nasal
- Corrimento nasal
- Espirros
- Dor de cabeça ou dor facial
- Inchaço ou deformidade
- Perturbações do olfato
- Mudança de voz

Por exemplo: corrimento nasal purulento ou mucopurulento de longa duração na sinusite. Pode estar associada a cacosmia (ou seja, qualquer cheiro é sentido como desagradável) ou alteração da voz.

Exame clínico

Os instrumentos úteis no exame do seio maxilar são:

a. Lâmpada de olho de boi: Proporciona uma fonte de luz potente. O candeeiro pode ser inclinado, rodado, levantado ou baixado de acordo com as necessidades.

b. Espelho de cabeça: É um espelho côncavo utilizado para refletir a luz da lâmpada Bull's eye na peça a examinar.

c. Espéculo nasal: São utilizados o tipo Thudicum e o tipo Vienna.

d. Espelho pós-nasal

e. Sonda romba: É utilizada para a palpação da cavidade nasal.

f. Pinça de Tilley ou de Hartman: Utiliza-se para o tamponamento da cavidade nasal

g. Aparelho de sucção: Para eliminar qualquer descarga ou sangue.

h. Luvas

O seio maxilar é examinado por inspeção e palpação. Tem 5 paredes e, à exceção da parede posterior, todas as outras paredes podem ser examinadas diretamente.[20]

Examinar também:

- Tecidos moles da bochecha, do lábio, da pálpebra inferior e da região molar
- A órbita, o seu conteúdo e a sua visão
- Vestíbulo da boca por everting do lábio
- Alvéolo superior, dentes e palato
- Nariz por rinoscopia anterior e posterior
- Sensibilidade à pressão sobre a fossa canina

INSPECÇÃO

O terço médio da face deve ser inspeccionado para detetar a presença de assimetria, deformidade, inchaço, eritema, equimose ou hematoma. Deve notar-se a presença de epífora, obstrução nasal, epistaxe ou outra descarga ou odor proveniente da narina. Deve-se procurar sinais de inflamação dos seios nasais causados por infeção, osteomielite e tumores.[19]

PALPAÇÃO

Deve incluir a palpação da parede facial do seio acima dos pré-molares, onde o osso é mais fino, através dos tecidos moles da bochecha ou mais diretamente intra-oralmente. A sensibilidade pode ser provocada na sinusite aguda e em inchaços ou linhas de fratura. A sensibilidade é provocada na fossa canina da bochecha.

A crepitação é indicativa de enfisema cirúrgico. É vantajoso efetuar a palpação dos seios nasais de ambos os lados simultaneamente, uma vez que a sua sensibilidade pode ser comparada.

Os gânglios linfáticos cervicais devem ser palpados. Os seios frontal e etmoidal também devem ser examinados, uma vez que a doença destas estruturas afecta frequentemente o seio maxilar.

Os seguintes testes podem ser utilizados para examinar as doenças do seio maxilar:

- **TRANSILUMINAÇÃO**

É realizado numa sala escura, colocando uma lâmpada acesa de uma lanterna contra o palato duro na cavidade oral. Se o doente estiver a usar uma prótese dentária, esta deve ser removida antes da realização do teste. A lâmpada produz um brilho infraorbitário chamado crescente infraorbitário. Se o seio maxilar estiver opaco devido a sinusite ou tumores, o brilho está ausente. No entanto, no caso de pólipos e quistos, pode haver uma transiluminação brilhante. Este teste tornou-se obsoleto, uma vez que não é fiável e o exame radiológico substituiu-o.

- **RINOSCOPIA**

São efectuadas rinoscopias anterior e posterior. Para efetuar a rinoscopia, é necessário um espéculo nasal, uma lanterna de cabeça ou um espelho, o que facilita o exame adequado das passagens nasais.

A rinoscopia anterior pode ser utilizada para visualizar a parede medial e o tamanho do corneto médio, podendo ser visualizada qualquer descarga ou massa. A rinoscopia posterior é utilizada para visualizar qualquer descarga do meato médio.

Ao examinar a parede lateral do nariz, qualquer descarga no meato médio indica infeção do seio maxilar.[20]

- **ENDOSCOPIA SINUSAL**

Sob anestesia local, a abertura nasal do seio maxilar no meato médio pode ser examinada mais pormenorizadamente utilizando um endoscópio de fibra ótica estreito. É útil para uma visualização precisa e para o diagnóstico das causas da sinusite.[19] Também se obtém uma visão do meato superior e uma melhor visão do meato inferior.

Embora a tomografia computadorizada forneça uma avaliação abrangente dos seios paranasais, ela fornece poucas informações sobre a aparência da mucosa nasal, ou seja, até 10% das anormalidades na endoscopia dos seios paranasais são indetectáveis pela tomografia computadorizada. Por conseguinte, deve ser vista como uma segunda linha de investigação em relação à endoscopia dos seios nasais, na maioria dos casos reservada para o planeamento pré-operatório antes da cirurgia endoscópica funcional dos seios nasais.[21] Pode servir como teste de rastreio para decidir quais os doentes que necessitam de TC.

- **TESTE DE DEPURAÇÃO MUCOCILIAR NASAL (TESTE DA SACARINA)**

Este teste foi descrito pela primeira vez por Anderson et al (1974) e é utilizado para medir a função mucociliar. Uma partícula de sachharine é colocada na parte anterior do meato médio. O sujeito engole a cada 30 segundos e o tempo entre a colocação e o relato de um sabor doce é a medida da função mucociliar.

- **FREQUÊNCIA DO BATIMENTO CILIAR NASAL:**

Tiras de epitélio ciliado são escovadas na face lateral do corneto inferior e examinadas num microscópio de contraste de fase. O número de batimentos efectores dos cílios por segundo é contado, sendo o intervalo normal de 12-15 Hz. As infecções purulentas diminuem a frequência dos batimentos ciliares devido à libertação de elastase de neutrófilos e de toxinas bacterianas. As amostras são também examinadas para determinar a percentagem de cílios imóveis.

- **RINOMANOMETRIA**

A rinomanometria anterior ativa é o método de eleição. Consiste na medição do fluxo de ar nasal e da pressão nas narinas durante a respiração. A principal aplicação clínica é determinar se um doente que se queixa de uma obstrução nasal tem de facto uma obstrução nasal.

- **TESTE DE POSTURA**

Ajuda a distinguir entre sinusite maxilar e frontal. O doente é examinado numa posição sentada e a secreção nasal é eliminada. Se a secreção reaparecer no meato médio, isso significa que a secreção provém do seio frontal, que drena verticalmente. Se o corrimento não aparecer, o doente é obrigado a deitar-se sobre o seu lado não afetado, com o lado afetado do nariz a um nível mais elevado. Se o corrimento voltar a aparecer, trata-se do seio maxilar. No entanto, este teste é pouco utilizado atualmente, uma vez que não é fiável e consome muito tempo.[19]

- **PUNÇÃO ANTRAL**

Este procedimento de drenagem consiste na introdução de uma cânula no seio maxilar para bombear água para o interior do seio, que flui através do óstio juntamente com os exsudados do seio. As características do líquido de retorno ajudam a diagnosticar a lesão maxilar.

Se as lavagens forem claras, a sinusite maxilar é excluída. Os lavados mucopurulentos ou purulentos confirmam a sinusite e pode ser efectuado o exame bacteriológico das secreções. Para excluir a malignidade, os lavados são enviados para exame através de citologia esfoliativa. A deteção de células malignas confirma o diagnóstico, mas um resultado negativo não o exclui.[19]

A punção de prova do antro é normalmente efectuada através do meato inferior para confirmar as aparências radiológicas. Um aspirado é retirado para uma seringa vazia e enviado para exame bacteriológico e citológico.

- ANTROSCOPIA DE FIBRA ÓPTICA

Utilizando este procedimento, os seios nasais que não respondem ao tratamento ou quaisquer áreas suspeitas observadas radiograficamente podem ser examinadas por visão direta através de um endoscópio.

É a única forma definitiva de investigar o conteúdo e o revestimento do seio maxilar. É um método ótimo para a avaliação de corpos estranhos, tais como materiais de obturação radicular e pontas de raízes que tenham penetrado no seio maxilar. É rápido, razoavelmente bem tolerado, tem uma baixa morbilidade associada e pode ser realizado em regime de ambulatório sob anestesia local. O acesso ao antro é efectuado através de uma antrostomia intranasal (meato inferior do nariz) ou da fossa canina (acesso transoral). Esta última abordagem, Caldwell-Luc, é mais facilmente tolerada pelo doente e permite uma melhor visão global do antro, especialmente do óstio. O seio maxilar também pode ser abordado pelo acesso transalveolar através de conexões já existentes entre a cavidade oral e o antro, por exemplo: quando o antro é exposto durante a apicectomia.

A antroscopia também é considerada útil na identificação de fracturas orbitais por explosão quando o exame clínico e radiológico é inconclusivo, embora a hemorragia ou o coágulo sanguíneo possam ser um problema.

O endoscópio 30^0 e 70^0 tem sido utilizado como adjuvante na cirurgia endodôntica envolvendo molares maxilares e mandibulares. Nos casos em que se verificou que as raízes maxilares penetravam no seio maxilar, este instrumento ajudou o operador a identificar e a tratar os ápices radiculares doentes após a entrada no seio.[17]

- **TESTES DE SANGUE**

Fornece uma grande informação inespecífica na doença sinusal, embora achados como os níveis de fosfatase alcalina sérica grosseiramente elevados na doença de Paget ou as alterações dos glóbulos brancos em condições linfomatosas possam ser diagnósticos de condições particulares.

- **ANGIOGRAFIA**

É efectuada através de um cateter colocado na artéria femoral e guiado por fluroscopia até ao vaso pretendido. Pode ser utilizada para visualizar o fornecimento arterial de tumores faciais ou anomalias vasculares através de angiografia de subtração digital. Os vasos anómalos podem então ser ocluídos por embolização.

RADIOLOGIA

O exame radiográfico do seio maxilar pode ser efectuado com uma grande variedade de exposições facilmente disponíveis na clínica de radiologia dentária. Estas incluem vistas periapicais, oclusais, panorâmicas e faciais que podem fornecer informações adequadas para confirmar ou excluir uma patologia.

O conhecimento da anatomia radiológica normal e das variações comuns é essencial para distinguir as alterações patológicas.

Os conhecimentos essenciais necessários para a interpretação radiológica do seio maxilar incluem:[22]

A anatomia dos antra, incluindo a sua forma, tamanho, variações normais e estruturas relacionadas.

As vistas e exames radiográficos habituais do antra e qual o aspeto do antra que é bem demonstrado por cada exame.

- O aspeto radiográfico normal do antra e como avaliar as radiografias.
- As características radiográficas da doença no antra.

Tanto as radiografias intra-orais como as extra-orais são utilizadas para examinar os seios maxilares. As vistas extra-orais têm a vantagem de mostrar ambos os seios maxilares na mesma radiografia, de modo a que possam ser efectuadas comparações de ambos os seios. As alterações grosseiras são facilmente observadas e uma lesão completa é normalmente demonstrada numa radiografia.

As vistas intra-orais são obtidas com película radiográfica simples, que tem uma resolução mais elevada do que a combinação de ecrã de intensificação e película rápida utilizada na radiografia extra-oral. Por conseguinte, uma película intra-oral permite um exame mais pormenorizado de uma área específica. Assim como o fundo do seio e o osso alveolar circundante. As vistas intra-orais demonstram a patologia da coroa e da raiz, o que pode ser útil no diagnóstico exato de doenças de origem dentária.

Um antro aparece radiograficamente como uma cavidade radiolúcida no maxilar com margens ou paredes radiopacas bem definidas, densas e corticadas. Em geral, quanto maior for a cavidade, mais radiolúcida será a sua aparência. Os septos ósseos internos e os canais dos vasos sanguíneos nas paredes produzem as suas próprias sombras. O epitélio de revestimento fino não é normalmente visto.[22]

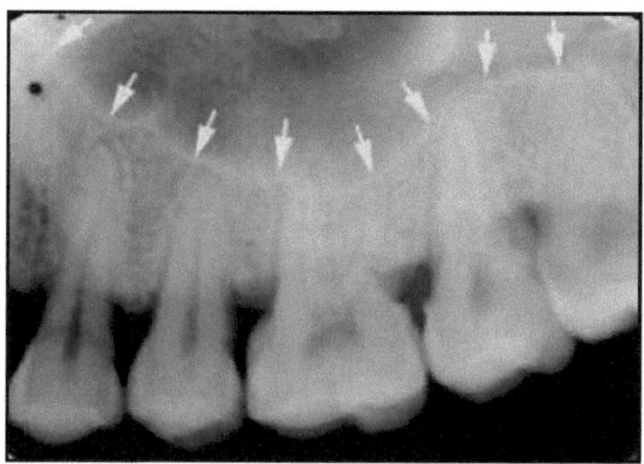

Fig. 6.1: ASPECTO RADIOGRÁFICO DO SEIO MAXILAR

A sombra escura do antro não é uniformemente densa porque existem diferenças na espessura das paredes e na largura do seio.[7] Para além disso, as sombras do osso malar e do processo zigomático, bem como do tecido mole da bochecha, sobrepõem-se a algumas partes do seio.

Os dois seios maxilares podem ser semelhantes em forma e tamanho ou diferir em ambos os aspectos. Um seio pode ser bastante pequeno em comparação com o seio oposto; nesse caso, a parede exterior do seio mais pequeno é geralmente mais espessa do que a do maior, o que resulta numa diferença na densidade das sombras dos dois seios. A parede interna do antro tem uma espessura variável, o que leva a diferenças na aparência da sombra escura do antro.

As partes mais espessas através das quais passam os raios X produzem uma maior dispersão e, por conseguinte, bochechas espessas; um rosto vermelho, devido à grande quantidade de sangue, tem um efeito semelhante. Por isso, em certas pessoas é difícil ou mesmo impossível obter radiografias de boa qualidade; em vez de bons contrastes radiográficos, um cinzento mais ou menos uniforme obscurece os pormenores mais finos.[7]

- RADIOGRAFIAS INTRA-ORAIS

A sombra do antro não se torna visível nas radiografias intra-orais até cerca dos 4 anos de idade. Em crianças pequenas, os dentes decíduos e permanentes invadem o espaço antral e tendem a escondê-lo.[7]

Tanto as vistas periapicais como as oclusais podem ser úteis. Apesar do seu tamanho e forma variáveis, o seio maxilar é normalmente visto em radiografias oclusais e periapicais das regiões pré-molares e molares superiores, exceto se for muito pequeno.

Os seios maxilares variam muito em tamanho, sendo alguns tão pequenos que não aparecem nas radiografias dentárias. Outros são tão grandes que se estendem bem para baixo, para os espaços interseptais dos dentes maxilares posteriores e para a região da tuberosidade. O tamanho também pode variar de um lado para o outro na mesma pessoa.

De um modo geral, quanto maior for o seio maxilar, mais radiolucente é, pois existe menos osso à sua volta, proporcionalmente ao tamanho da cavidade aérea.

Espera-se que um seio maxilar pequeno esteja situado bem para cima e para trás e pode ser obscurecido pela sobreposição do processo malar.

Um grande seio maxilar estende-se para baixo e ocupa todo o espaço na trifurcação das raízes do primeiro molar e estende-se para o espaço interseptal do primeiro e segundo molares, para o espaço do terceiro molar e para a tuberosidade.

O seio pode apresentar três extensões importantes:

a. A extensão alveolar pode estender-se entre as raízes do primeiro molar. Após a extração dos dentes maxilares posteriores, a extensão pode ocasionalmente ser vista mergulhando para baixo entre os dentes segundo pré-molar e segundo molar, até que o bordo alveolar seja quase alcançado. Em pacientes edêntulos, o assoalho do antro pode ser formado pelo rebordo alveolar.

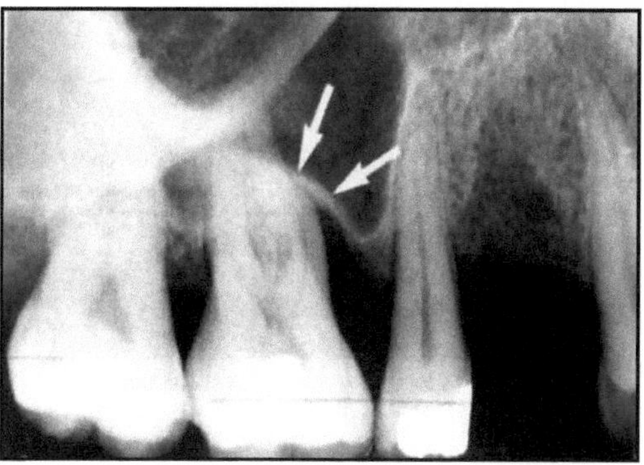

Fig. 6.2: EXTENSÃO DO SINUS MAXILAR EM CASO DE FALTA DE DENTES

b. A extensão palatina pode estender-se até ao incisivo lateral ou, raramente, até à linha mediana do palato.

c. A extensão da tuberosidade é mais comum e tem uma importância considerável.

Devido ao afinamento das paredes do antro, existe o perigo de a tuberosidade ser fracturada durante a remoção do terceiro molar superior.

Os limites do seio maxilar aparecem nas radiografias periapicais como uma linha radiopaca fina, delicada e ténue (na realidade, uma camada fina de osso cortical). Na ausência de doença, esta linha parece contínua, mas se for examinada de perto, podem observar-se pequenas interrupções na sua suavidade ou densidade. Estas descontinuidades são provavelmente ilusões causadas pela sobreposição de pequenos espaços medulares. Em adultos, os seios paranasais geralmente se estendem da face distal do canino até a parede posterior da maxila, acima da tuberosidade. Anteriormente, cada seio é restringido pela fossa canina e é geralmente visto a varrer superiormente, cruzando o nível do assoalho da cavidade nasal na região do pré-molar ou canino. O grau de extensão do seio maxilar para o processo alveolar é extremamente variável. Em resposta a uma perda de função (associada à perda dos dentes posteriores), o seio pode expandir-se ainda mais para o interior do osso alveolar, estendendo-se ocasionalmente até ao rebordo alveolar. As raízes dos molares geralmente se encontram em estreita aposição com o seio maxilar. Os ápices radiculares podem projetar-se anatomicamente para o fundo do seio, causando pequenas elevações ou proeminências. A fina camada de osso que recobre a raiz é vista como uma fusão entre a lâmina dura e o assoalho do seio. Raramente, podem estar presentes defeitos no revestimento ósseo dos ápices radiculares no pavimento do seio e uma radiografia periapical não mostrará a lâmina dura a cobrir o ápice.[3]

Embora o aspeto anterior do antro possa ser pontiagudo, arredondado ou mesmo plano, é geralmente curvo. Na face medial da parede anterior do antro, no ponto em que esta parede se encontra com o bordo lateral da fossa nasal, é frequente haver uma ligeira ou marcada, mas geralmente uma pequena porção da parede antral que passa para trás e para dentro. A parede lateral da fossa nasal é representada por uma linha branca que se estende para trás um pouco acima do nível da parte mais baixa da fossa nasal. No ponto em que a parede anterior do antro se encontra com o pavimento da fossa nasal, surge uma sombra em forma de "Y" invertido; o membro divergente do "Y" invertido representa a parede antral e o córtex anterior da fossa nasal e a perna da letra ou linha longa, que representa o córtex lateral da fossa nasal, passa para trás até à extremidade da faringe. Esta sombra em forma de "Y" é útil na diferenciação de alguns cistos dentígeros nesta região, pois tende a ser obliterada nestas condições.

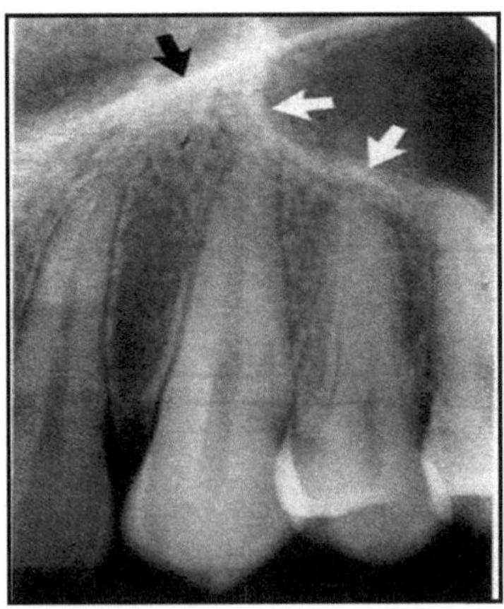

Fig. 6.3: Sombra em forma de Y

Do mesmo modo, quando a parede medial anterior do seio nasal atravessa a parede lateral da câmara nasal, forma-se um "X". O contorno da fossa nasal é geralmente mais pesado e mais difuso do que o do osso cortical fino e delicado que denota o seio.[7]

Os assoalhos do seio maxilar e da cavidade nasal são vistos na radiografia dentária aproximadamente ao mesmo nível por volta da idade da puberdade. Em indivíduos mais velhos, o seio pode estender-se mais para dentro do processo alveolar e, na região posterior da maxila, o seu pavimento pode aparecer consideravelmente abaixo do nível do pavimento da cavidade nasal.[3]

A configuração do assoalho antral, como visto em radiografias intra-orais, varia. Pode ser representada por uma única curva que se inclina para baixo a partir da frente, atravessa as raízes do primeiro molar e depois sobe, terminando sobre o terceiro molar na tuberosidade. Mais comumente, o assoalho antral é composto por vários segmentos de curvas diferentes, e frequentemente há grandes diferenças no raio dos segmentos adjacentes, de modo que uma ondulação irregular do córtex forma o limite inferior do antro. Noutros antrais, existem muitos segmentos pequenos de área reduzida, tendo o pavimento um aspeto ondulado. Em alguns casos, as extremidades livres dos segmentos estendem-se para cima, para a cavidade antral, em forma de "U", com divergência dos membros. O aspeto sugere então que o antro está separado em lóculos. Alguns assoalhos antrais descem entre as raízes dos dentes adjacentes e podem aproximar-se da crista alveolar. Isto é mais comum quando um ou mais dentes foram removidos, caso em que o antro pode se estender para o espaço anteriormente ocupado pelos dentes e o assoalho do seio pode ser representado pela crista alveolar. É mais provável que ocorra quando os dentes são removidos durante as primeiras décadas de vida e quando o osso de suporte é saudável e normal. Essa aproximação do assoalho do antro à crista alveolar deve-se, em parte, à reabsorção óssea após a remoção dos dentes; mas também se deve, em alguns casos, à extensão real do seio aéreo para dentro do osso. O osso alveolar antigo é reabsorvido no assoalho do seio maxilar. A atividade óssea é mínima no teto.[7]

Quando o processo alveolar não contém o antro, há um osso considerável entre os ápices e o assoalho antral. Nesse caso, a curva do assoalho antral é tal que se situa acima da primeira raiz bicúspide e, passando para baixo e para trás, aproxima-se do segundo bicúspide e do primeiro molar e sobe sobre o segundo e terceiro molares. No entanto, o pavimento do seio pode descer acentuadamente para a frente, atravessar os pré-molares e os molares ao mesmo nível e terminar na tuberosidade sem se elevar. O osso que separa as raízes do pavimento antral varia em espessura de 0-2 cm, pelo que o antro pode ser demasiado alto para ser visto em algumas radiografias periapicais, particularmente as tiradas com a técnica de paralelismo de cone longo.[7]

A relação das raízes dos dentes com o assoalho antral é variável e a situação exacta é difícil de determinar devido à sobreposição. Estas resultam da inclinação das radiografias, o que é suscetível de ocorrer se a arcada do palato for plana. Quando o assoalho do seio arredondado mergulha entre as raízes molares vestibulares e palatinas e é medial às raízes pré-molares, a projeção dos ápices é superior ao assoalho. Esta aparência dá a impressão de que as raízes se projectam para dentro da cavidade sinusal, o que é uma ilusão. À medida que o ângulo vertical positivo da projeção é aumentado, as raízes mediais ao seio parecem projetar-se mais para dentro da cavidade sinusal. Em contraste, as raízes laterais ao seio parecem mover-se para fora do seio ou -13 mais longe dele à medida que o ângulo é aumentado.[3]

É frequente encontrar linhas radiolucentes finas de largura uniforme na imagem do seio maxilar. Estas são as sombras dos canais neurovasculares ou sulcos na parede lateral do seio que acomodam os vasos alveolares superiores posteriores, os seus ramos e os nervos alveolares superiores que os acompanham. Os canais de nutrientes passam deles para os ápices dos dentes posteriores superiores. Embora possam ser encontrados em qualquer direção (incluindo verticalmente), são normalmente vistos num curso curvo póstero-anterior que é convexo em direção ao processo alveolar. Ocasionalmente, podem ramificar-se e, raramente, estender-se para fora da imagem dos seios paranasais e continuar como um canal interradicular. Como estão ausentes nos revestimentos de quistos, são úteis para determinar se existe ou não um quisto. No entanto, infelizmente, nem sempre estão presentes. Estas marcas vasculares normais devem-se, alegadamente, à inflamação.[7] Não devem ser confundidas com linhas de fratura, que são menos regulares e suavemente curvas. Outras características anatómicas normais incluem o contraforte zigomático que aparece como uma radiopacidade em forma de U ou V na região das raízes do primeiro e segundo molares. Uma radiografia da região molar revelará a extensão da pneumatização da tuberosidade maxilar.

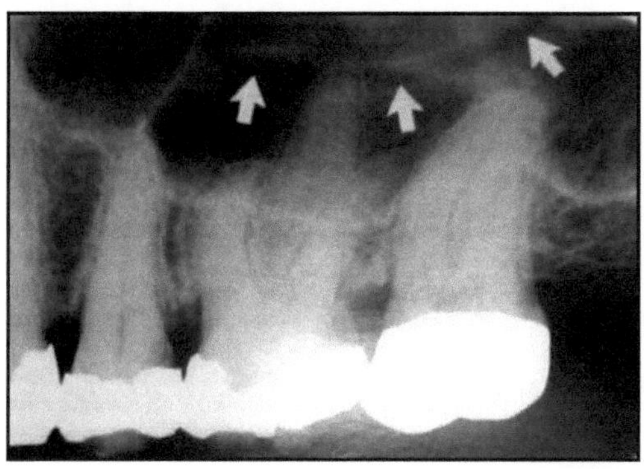

Fig. 6.4: CANAIS NEUROVASCULARES NA PAREDE LATERAL DO SEIO MAXILAR

Frequentemente, uma ou várias linhas radiopacas atravessam a imagem do seio maxilar. Estes septos representam dobras de osso cortical que se projectam a alguns milímetros do pavimento e da parede do antro. Estão normalmente orientados verticalmente, embora também ocorram cristas ósseas horizontais e variem em número, espessura e comprimento. Alguns acreditam que os septos se formaram através da reabsorção irregular do osso à medida que o seio foi pneumatizado, mas outros defendem que são restos de cavidades incompletamente fundidas a partir das quais os seios se formaram. Estes septos são quase sempre vistos em radiografias intra-orais e raramente aparecem em radiografias extra-orais. Isto deve-se provavelmente a dois factores: primeiro, o melhor detalhe obtido com as radiografias intra-orais e segundo, provavelmente um fator mais significativo, os raios tendem a passar ao longo dos eixos longos dos septos nas radiografias intra-orais e através da sua parte mais estreita nas projecções póstero-anteriores.[7] Muito raramente existe uma divisão completa da cavidade em lóbulos separados, caso em que deve existir um óstio extra que conduza à cavidade nasal.

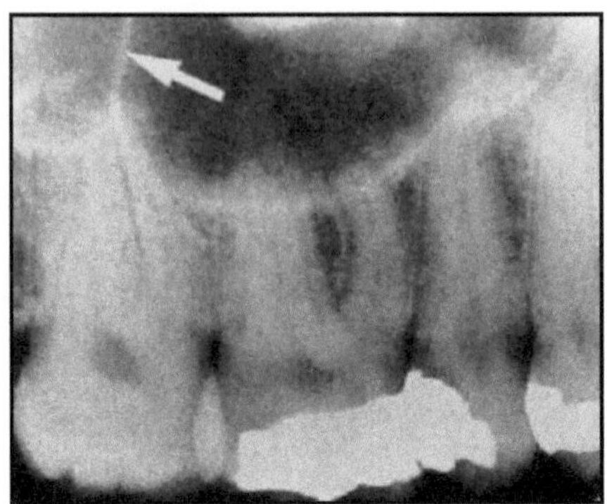

Fig. 6.5: SEPTUM NO SINUS MAXILAR

As sombras septais são importantes apenas porque por vezes simulam as sombras dos quistos dentários. A aspiração da cavidade pode ser o único método que resolverá o problema. É frequente aparecer nas radiografias uma sombra escura mais ou menos bem definida dentro da sombra menos escura de todo o antro. Isto deve-se ao facto de todas as áreas relativamente finas absorverem menos raios X do que o osso mais espesso adjacente; consequentemente, existem diferenças na escuridão ou cinzento das sombras radiográficas. Quando esta sombra é redonda, assemelha-se a um quisto. Pode até parecer que existe um córtex a rodear as sombras escuras. Assim, o aspeto pode ser, de facto, uma variação normal. Ocasionalmente, não é possível decidir se um aspeto é normal ou patológico sem uma biopsia ou um período de espera e posterior reexame.

É comum a presença de cristas ósseas na base do antro maxilar. Entre essas cristas podem existir escavações no processo alveolar. Estas cristas acentuam a radiolucência das escavações, quando projectadas sobre ou muito perto do ápice de um dos dentes. Tais aparências podem ser confundidas com doença óssea.

As áreas do antro que se estendem para fora ou parcialmente segregadas são denominadas recessos. Estes aparecem como áreas escuras ou cinzentas; quando associados a uma crista ou septo, a combinação de sombras sugere fortemente a presença de um processo patológico. Por conseguinte, deve ter-se em atenção esta variação normal ao interpretar as radiografias.

Pequenas excrescências ósseas que se assemelham a estalagmites são por vezes reveladas nas radiografias dentárias do assoalho antral. Estas ocorrem muito raramente nas áreas dos primeiros e segundos molares. Elas se destacam do assoalho do antro como pequenas massas brancas, que raramente atingem 3 mm de altura. Não têm significado patológico. Devem ser diferenciados das pontas das raízes, com as quais se assemelham em forma. Ao contrário de um fragmento de raiz, que tem um aspeto bastante homogéneo, as estalagmites apresentam frequentemente trabeculação e, embora possam ser bastante bem definidas, em determinados pontos da sua superfície misturam-se com o padrão trabecular do osso adjacente. Numa raiz, é visível um pequeno canal radicular ou existe uma margem livre em ambas as extremidades da sombra. Mas em raras ocasiões, a diferenciação não pode ser feita. Neste mesmo local, podem ser observadas outras sombras sem qualquer semelhança com fragmentos de raízes. Estas podem ser muito maiores do que qualquer sombra radicular e podem ter uma forma diferente e uma maior densidade. Estas devem ser consideradas como variações anatómicas normais.

- **RADIOVISUOGRAFIA (RVG)**

Tem sido utilizada para examinar as lesões periapicais que se estendem ao seio maxilar. Permite uma visualização mais precisa do tamanho e da extensão dessas áreas.

- **RADIOGRAFIAS OCLUSAIS**

Para além das radiografias periapicais intra-orais, as radiografias oclusais também são úteis. Para efetuar uma radiografia oclusal, é inserida uma película relativamente grande (7,7 X 5,8 cm) entre as superfícies oclusais dos dentes. Devido ao seu tamanho, a película permite examinar partes relativamente grandes dos maxilares.

São utilizadas vistas oclusais:

a. Demonstrar e avaliar a integridade dos contornos anterior, medial e lateral do seio maxilar.

b. Para determinar a extensão medial e lateral da doença (por exemplo: quistos, osteomielite, tumores malignos) e para detetar doenças no palato.

Tanto a vista oclusal topográfica anterior superior como a vista oclusal topográfica lateral superior mostram a parte anterior do palato duro e podem revelar a extensão total de um quisto grande ou de outra lesão nesta região, que não pode ser completamente vista numa película periapical.

As vistas oclusais topográficas podem ser úteis na diferenciação entre um quisto e o seio maxilar ou na localização de uma raiz deslocada, mas não demonstram a penetração da parede antral. A radiografia oclusal anterior topográfica só detecta radiopacidades e radiolucências fora da arcada dentária. A vista oclusal ajuda a localizar uma radiopacidade medialmente à arcada dentária.

- **XERORADIOGRAFIA**

Os raios X são utilizados para produzir uma imagem em placas de selénio especialmente carregadas em vez de película radiográfica. Esta técnica de alto contraste diferencia áreas com diferenças subtis de densidade, de modo a que as trabéculas ósseas e as raízes dentárias sejam claramente vistas. No entanto, as placas são mais caras do que a radiografia convencional e foram substituídas pela TC para a investigação de doenças do seio maxilar.

- **RADIOGRAFIAS EXTRA-ORAIS**

Existem várias vistas extra-orais, através das quais o seio maxilar pode ser avaliado. Por isso, é importante que o radiologista saiba qual o aspeto do antro que é bem mostrado por cada exame. Todas as diferentes vistas devem ser utilizadas em conjunto para obter uma informação mais exacta.

As duas vistas mais utilizadas são a projeção de Water e a radiografia panorâmica dos maxilares (ortopantomografia).

- **VISTA PARA A ÁGUA**

Esta radiografia occipitomental foi descrita pela primeira vez por Waters e Waldron (1915). É óptima para a visualização dos seios paranasais, incluindo os seios maxilares. Tirada em ângulos variáveis (15^0 , 30^0 e 35^0), é possível comparar a anatomia interna, a continuidade óssea e os defeitos, bem como a patologia sinusal ou objectos estranhos.[17] Devido à quantidade de informação disponível a partir da vista de água e à extensão da anatomia nela confinada, deve ser dada especial ênfase ao levantamento sistemático das margens ósseas.

Para esta projeção, a cabeça do doente é inclinada para cima num ângulo de aproximadamente 40^0 para evitar a sobreposição da porção petrosa do osso temporal sobre o aspeto inferior dos seios nasais. O aspeto mais posterior e inferior do antra, no entanto, pode ser obscurecido pelo processo alveolar maxilar e pelos dentes posteriores. A crista petrosa do osso temporal deve ser projectada abaixo do pavimento do seio maxilar.[3]

Ao interpretar e avaliar o seio maxilar. Identificar as paredes superior, medial e lateral e o pavimento do seio maxilar. Demonstra claramente as margens superior, inferior e lateral do antro.[24] Esta radiografia só é efectuada quando existem sinais e sintomas clínicos de doença antral. O teto do seio aparece 1 -3 mm abaixo e paralelo ao rebordo orbital inferior.

Ao visualizar radiografias occipitomentais, os canais para os vasos e nervo dentário superior posterior, o forame infra-orbital e os recessos zigomático e alveolar devem ser identificados como componentes normais do seio. O canal infraorbitário perto do meio do teto do seio e o canal para o nervo dentário superior posterior e os vasos nas paredes laterais podem simular fracturas.

A imagem do processo zigomático pode assemelhar-se a um espessamento da mucosa. Os molares não irrompidos na região da tuberosidade podem simular o nível de ar/fluido da sinusite aguda. A fissura orbital superior, o forame redondo, o forame oval, a borda lateral dos seios etmoidais e esfenoidais posteriores e a extensão inferior da linha temporal são outras estruturas externas que podem ser sobrepostas ao antro.

A linha temporal ou inominada, que representa a profundidade da depressão na superfície lateral da asa maior do osso esfenoide, sobrepõe-se ao aspeto lateral da órbita. Muitas vezes, projecta-se inferiormente como a extensão infratemporal sobre a parte superolateral do seio, terminando em linha reta ou virando medialmente. As células aéreas etmoidais posteriores estão sobrepostas à parte superomedial do seio. A fissura orbital superior projecta-se como uma radiolucência em forma de lágrima que passa do rebordo orbital inferior inferomedialmente e atravessa a parede medial do seio.

As radiografias occipitomentais em ângulo excessivo ou em ângulo insuficiente fornecem vistas tangenciais do teto do antro, o que pode ser útil em casos de traumatismo facial. Nas fracturas orbitárias em blow out, há um aumento assimétrico da distância entre o teto do seio e o rebordo orbitário inferior. O foramen rotundum, sempre lateral à extremidade inferior da fissura orbitária superior e o forame oval, pode simular um cisto ou erosão óssea.[23]

A projeção de Water não é uma boa abordagem radiológica para a deteção de densidades semelhantes a quistos no antro. Isto deve-se ao facto de a maioria das densidades semelhantes a quistos presentes no pavimento do seio maxilar ficarem frequentemente sobrepostas a outros ossos espessos do crânio.

O inchaço dos tecidos moles da bochecha que cobrem um antro pode fazer com que o antro pareça opaco, quando comparado com o antro do outro lado. No entanto, este antro aparentemente opaco continuará a ser radiolucente quando comparado com a sombra da bochecha adjacente, indicando assim que é normal e que contém apenas ar.[23]

Sugere-se a seguinte abordagem sistemática para examinar o antra: [22]

Comparar as sombras antrais de ambos os lados - devem ser radiolucentes

↓

Verificar a integridade e a forma do telhado e das paredes laterais

↓

Verificar a parede medial - esta é a zona menos bem definida e, por conseguinte, a mais difícil de interpretar

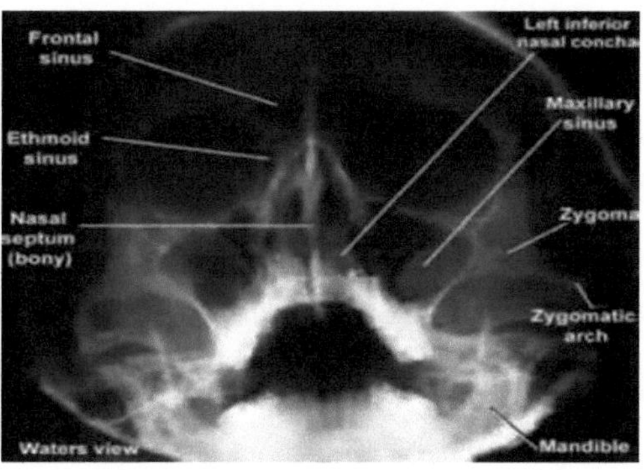

Fig. 6.6: PROJECÇÃO DA ÁGUA

ORTOPANTOMÓGRAFO

A radiografia panorâmica retrata ambos os seios maxilares, revelando maior estrutura interna e partes das paredes inferior, posterior e anteromedial.[3] Uma projeção panorâmica proporciona uma maior visualização dos seios maxilares do que as radiografias periapicais. Embora a qualidade da imagem não seja tão boa como a da radiografia intra-oral, é visualizada uma vasta área numa única exposição.[23] No entanto, é difícil comparar as radiopacidades internas do seio direito e esquerdo na imagem panorâmica devido às variações resultantes da sobreposição de imagens fantasma de outras estruturas.

Os seios maxilares são geralmente bem visualizados em imagens panorâmicas. Eles aparecem como radiolucências emparelhadas localizadas acima dos ápices dos pré-molares e molares superiores. O assoalho dos seios maxilares é composto de osso cortical denso e aparece como uma linha radiopaca. É importante identificar cada um dos bordos e, em seguida, observar se estão totalmente delineados com osso cortical, aproximadamente simétricos e comparáveis em termos de densidade radiográfica. Os bordos devem estar presentes e intactos. Embora seja útil comparar os seios maxilares direito e esquerdo na procura de anomalias, é importante lembrar que os seios maxilares são frequentemente não patologicamente assimétricos relativamente ao tamanho, forma e presença e número de septos.[3, 25]

A borda medial do seio maxilar na ortopantomografia é vista no ângulo das paredes anterior e medial. O bordo medial do seio maxilar é o bordo lateral da cavidade nasal; no entanto, esta interface não é demonstrada na imagem panorâmica. A parede medial cobre quase todo o seio maxilar, como se vê na ortopantomografia. O bordo lateral do seio maxilar consiste na convexidade posterior máxima da parede posterior. Em particular, o seio maxilar é delineado lateralmente pela convexidade máxima da parede posterior e medialmente pela junção das paredes anterior e medial. Uma parte das paredes anterior e medial pode ser designada como parede nasoantral. O contorno mais lateral do seio maxilar representa a parede posterior do seio. A maior parte das paredes anterior e posterior do seio maxilar está sobreposta à parede medial na ortopantomografia. A parede lateral do seio maxilar não apresenta qualquer imagem identificável na radiografia panorâmica. A parede anterior ocupa os dois terços mediais do seio maxilar e a parede posterior ocupa o terço lateral do seio maxilar. Uma linha vertical na projeção do terço externo do seio maxilar não é formada por uma única estrutura óssea, mas pelas superfícies posteriores do processo zigomático da maxila e do processo frontal do zigoma. A borda superior ou o teto do seio maxilar é o assoalho da órbita; essa interface é demonstrada na imagem panorâmica em seu aspeto mais anterior. Em pantomografias, o assoalho do seio maxilar raramente é sobreposto a outros ossos grossos do crânio, ao contrário da visão de Water. Além disso, a maioria das densidades semelhantes a quistos é melhor visualizada, uma vez que estas são vistas maioritariamente no pavimento do seio maxilar.[24] A parede posterior do seio maxilar é, em parte, projectada na imagem lateral mais exterior da radiografia panorâmica. O aspeto posterior do seio é mais opaco devido à sobreposição do zigoma. As paredes anterior, posterior e medial não aparecem como pontos de referência anatómicos na ortopantomografia. No entanto, estas vistas são bastante eficazes para visualizar defeitos radiopacos. Podem ser detectados defeitos radiopacos nas paredes anterior e lateral, bem como no pavimento do seio.[26] Greenbaum e colaboradores referiram que a radiografia panorâmica era uma técnica adequada para a deteção de invasão da parede posterior por carcinoma maxilar.[27] Verificou-se que a radiografia panorâmica pode demonstrar malignidade antral no momento do diagnóstico em 90% dos casos.[24]

Langland e Sippy relataram que uma projeção transversal especial do seio maxilar era possível com o ortopantomógrafo se a cabeça do doente fosse movida para a frente cerca de 25 mm. A metade superior dos ossos faciais foi bem radiografada na posição de "queixo para baixo".[27]

Na projeção panorâmica do seio maxilar, o corpo do osso zigomático e o processo temporal do osso zigomático, que é a metade anterior do arco zigomático, estarão quase invariavelmente sobrepostos ao seio. A linha panorâmica inominada é uma linha radiopaca fina e vertical no terço posterior do seio e é assim designada porque é composta pela justaposição panorâmica de dois ossos separados, sendo a metade inferior constituída pelo contorno cortical fino da superfície posterior do processo zigomático da maxila e a metade superior pelo contorno cortical fino da superfície posterior do processo frontal do zigoma. A linha inominada panorâmica é bastante semelhante em aparência, mas bastante diferente em origem da linha inominada vista na vista de Caldwell. A linha inominada panorâmica não deve ser interpretada erroneamente como a parede posteromedial do seio maxilar.[27]

A fossa pterigomaxilar é uma radiolucência bem corticada, em forma de gota de lágrima, que se encontra fora, mas imediatamente adjacente, ao aspeto póstero-medial do seio maxilar. A porção posterior consiste no contorno cortical anterior da placa pterigóidea lateral do osso esfenoide até ao ponto em que esta se funde com a parede posterior do seio maxilar, formando a fissura pterigomaxilar. A porção superior arredondada consiste no aspeto mais inferior da asa maior do osso esfenoide, que se sobrepõe à parede posteromedial do seio maxilar. [3]A porção anterior da fossa é a parede posterior do seio maxilar.[3] A radiografia panorâmica permite uma visão alargada do pavimento do seio maxilar e da sua relação com as raízes dentárias. Permite a determinação do tamanho de lesões periapicais e quistos, bem como de corpos estranhos radiodensos.[17] As lesões que afectam o pavimento do seio maxilar são melhor identificadas e localizadas com filmes panorâmicos do que com a projeção de Water. As radiografias panorâmicas foram consideradas iguais à projeção de Water para a determinação de sinusite.[24]

Para aplicar a radiografia panorâmica no diagnóstico de lesões maxilares, é importante não só conhecer a anatomia radiográfica, mas também conhecer o valor e as limitações desta técnica.

Existem limitações à utilização de radiografias panorâmicas na deteção de doenças do seio maxilar, nomeadamente, apenas as áreas dentro da camada de imagem selecionada estarão em foco. Ao lidar com radiografias panorâmicas, é necessário considerar a possibilidade de as imagens fantasma serem reflectidas muito longe da lesão real. Este é particularmente o caso de corpos estranhos altamente radiopacos, como os associados a ferimentos por arma de fogo.[24]

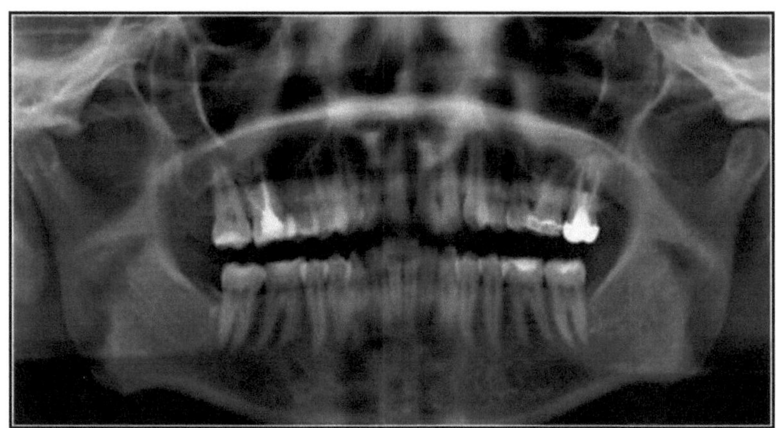

Fig. 6.7: ORTOPANTOMOGRAFIA MOSTRANDO O SEIO MAXILAR

- TOMOGRAFIA DE PLANO PLANO

Esta é a versão mais simples da técnica: é apresentada uma secção plana fina (1-2 mm) e bem definida do doente, enquanto as estruturas anteriores e posteriores à secção são desfocadas.

Estes tomogramas são particularmente úteis em fracturas de sopro do pavimento orbital para localizar o local da fratura e para estabelecer a extensão de um tumor no antro.

A tomografia hipocicloidal ou em espiral é preferível, uma vez que os pormenores ósseos mais finos podem ser demonstrados sem estrias. Nos hospitais de maior dimensão, ambas foram substituídas pela TC.[23]

- ZONOGRAFIA PANORÂMICA

Uma imagem de zonografia é obtida através da utilização do movimento como na tomografia, mas com um ângulo tomográfico estreito. O zonograma assemelha-se, portanto, a uma radiografia convencional. Com essa técnica, o seio maxilar pode ser visualizado num corte cilíndrico, côncavo, de 14 ou 28 mm, com o paciente em posição invertida de Water. Foi relatado que, no pantomograma cilíndrico, os seios maxilares são demonstrados mais claramente do que no pantomograma dentário. Além disso, a dose de radiação para o doente é muito baixa.

As lesões císticas são melhor demonstradas. Devido à técnica tomográfica com zonografia, as paredes dos seios paranasais são vistas sem sombras de obscurecimento. O inchaço dos tecidos moles e a deslocação óssea após fracturas por explosão do pavimento orbital são facilmente visíveis, tal como os danos na parede lateral do seio nas fracturas do terço médio ou do complexo zigomático. Podem ser efectuados cortes mais finos se houver suspeita de erosão óssea em caso de doença inflamatória ou neoplásica.[23]

- **ESTEREO-ORTOPANTOMOGRAFIA**

É um modo de exame fiável quando se pretende clarificar a distância entre as lesões periapicais e a membrana mucosa do seio, bem como as interdistâncias das raízes dentárias e o pavimento do seio. O raio central segue quase em linha reta em direção ao eixo longitudinal dos molares, o que resulta num erro de projeção mínimo. Além disso, podem ser diagnosticados inchaços locais da membrana sinusal e opacidades.[17]

- **OUTRAS VISTAS PLANAS DO ANTRA**

A vista de Caldwell mostra as partes anterior e posterior do teto e as paredes laterais do antra. No entanto, é mais útil na avaliação dos seios frontais e das células aéreas etmoidais.

A vista submentovertical demonstra claramente a linha antral em forma de S, que representa a parede posterolateral do seio maxilar. Pode ser útil na avaliação dos bordos laterais e posteriores dos seios maxilares.

A vista lateral do crânio permite o exame de todos os quatro pares de seios paranasais, mas com cada membro de um par sobreposto ao outro, tornando difícil dizer se a patologia está localizada à esquerda ou à direita. São demonstrados o contraforte zigomático, os limites anterior e posterior da parede medial do antro e a parede anterior do processo pterigoide do osso esfenoide. Se forem efectuados cefalogramas laterais por razões ortognáticas ou ortodônticas, os médicos devem continuar a examinar os seios nasais.[23, 3]

As projecções posteroanteriores mostram o pavimento do seio. A configuração e a posição do assoalho antral são variáveis. Pode ser visto acima do assoalho da fossa nasal, em um nível com ele ou bem abaixo dele. Durante o desenvolvimento do seio, pode estender-se para o processo alveolar e daí para o palato, onde forma o recesso palatino. Nesse caso, o recesso palatino ocupa uma posição bem abaixo do assoalho nasal e se aproxima da linha média. Noutros casos, o recesso palatino e mesmo o recesso alveolar podem ser pouco profundos ou estar ausentes. Nesse caso, o assoalho antral é visto acima das sombras das raízes bicúspide e molar.

Em algumas projecções anteroposteriores do antra, uma fina linha escura está situada na parede externa do seio e estende-se através da espessura da parede. Tem uma direção vertical e está localizada na base do osso malar, onde este se junta ao maxilar. A sombra é produzida pela sutura e tem um aspeto perfeitamente normal. Só se torna importante quando existe uma história de lesão recente. Esta sombra pode ser facilmente confundida com uma fratura. A direção e a posição da sombra, juntamente com o facto de poder ser simetricamente bilateral e de, por vezes, ser revestida em ambos os lados por um córtex fino, permitem diferenciar esta sombra da de uma fratura.[7]

No entanto, a vista póstero-anterior é menos fiável quando comparada com a vista de Water, o ortopantomógrafo ou as vistas periapicais intra-orais.[28]

- TOMOGRAFIA COMPUTORIZADA

A tomografia computorizada (TC) e a ressonância magnética (RM) tornaram-se cada vez mais importantes para a avaliação da doença sinusal e substituíram virtualmente a tomografia convencional.

Os dados recolhidos durante a radiografia multidirecional do objeto são analisados por computador numa técnica geralmente conhecida como TAC (Tomografia Computorizada). Este exame permite obter várias secções através dos seios nasais em diferentes planos, contribuindo assim para o diagnóstico final e para a determinação da extensão da doença. As secções de exame mais utilizadas são a axial (transversal) e a coronal. Ao utilizar as secções axiais e coronais, é possível obter uma imagem tridimensional das estruturas normais e anormais.

É importante estar familiarizado com a anatomia dos tecidos duros e moles ao interpretar as tomografias, uma vez que o envolvimento dos tecidos circundantes é determinado pela destruição e deslocação reconhecidas das estruturas normais e não pela visualização direta dos tecidos anormais.

A TC contrasta mais claramente a interface entre o ar e o revestimento de tecidos moles e as junções mucosabonianas no nariz e nos seios nasais. Mais importante ainda, revelará a doença que se estende para além das margens ósseas do seio nasal para o tecido mole adjacente. O realce com contraste é útil para demonstrar o início da disseminação dos tecidos moles. A TC é mais sensível do que a tomografia convencional no exame dos seios paranasais porque identifica de forma mais consistente as espículas finas de osso.

Os exames axiais são paralelos à linha de base orbital-meatal, que forma um ângulo de 10^0 com o plano de Frankfort. Os ossos faciais, os seios paranasais, a base do crânio e o espaço pós-nasal são todos claramente vistos em secções axiais. Os exames coronais são valiosos para avaliar a extensão da doença dos seios paranasais nas direcções palatina, orbital e nasal. Uma vez que os cortes coronais através de obturações dentárias, coroas e restaurações metálicas podem resultar em artefactos, é efectuado um corte axial.

A principal desvantagem da TC é o seu custo. Também não é suficientemente sensível para prever com exatidão a histopatologia do tecido, a menos que a lesão seja muito vascularizada ou tenha sofrido uma calcificação caraterística.[23, 17]

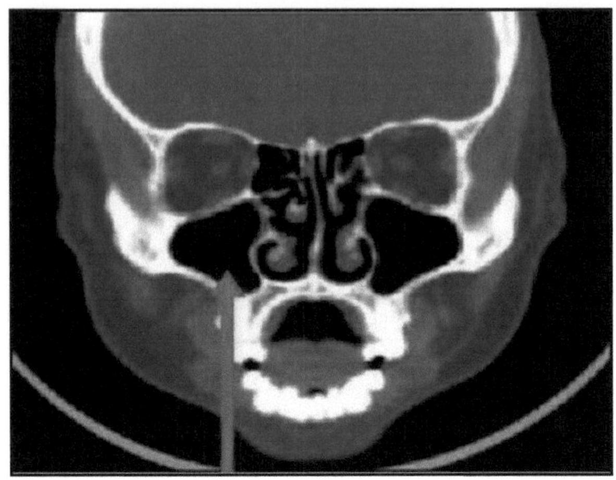

Fig. 6.8: SECÇÃO CORONAL DE UMA TAC DEMONSTRANDO O SINUS MAXILAR

RESSONÂNCIA MAGNÉTICA:

O exame de RMN de alta resolução é a técnica não invasiva mais reveladora dos seios paranasais e das estruturas e áreas adjacentes.[3] A principal vantagem é o facto de não se utilizar radiação ionizante e, por conseguinte, não ter os riscos associados.

Os tempos de relaxamento T_1 e T_2 são duas medidas das características de absorção e libertação de energia. Numa imagem ponderada em T_1 , a gordura dá um sinal branco brilhante de alta intensidade e a água um sinal escuro de baixa intensidade. O inverso ocorre na ponderação T_2 . Como o conteúdo de gordura e água de diferentes tecidos normais e anormais varia, o mesmo acontece com o sinal que produzem.[23]

A RM é extremamente sensível na demonstração da patologia da mucosa do seio maxilar devido à elevada intensidade de sinal nas imagens ponderadas em T_2 de quase todas as anomalias dos tecidos moles, contrastando com a ausência de sinal tanto do ar no interior do seio como do osso cortical circundante. Ao examinarem exames cerebrais por RM, Moore et al (1986) verificaram que alguma patologia incidental dos seios paranasais era claramente revelada. Sugeriram que a técnica poderia ser útil no estudo da natureza e da epidemiologia da doença inflamatória dos seios paranasais. No entanto, Moser et al (1991) verificaram que 25% dos doentes submetidos a RM axial do cérebro ponderada em T_2 apresentavam anomalias incidentais dos seios paranasais, considerando a técnica inadequada para o rastreio individual de doença antral. Na sua opinião, é demasiado dispendiosa e sensível, revelando alterações "normais", como um quisto de retenção assintomático ou uma mucosa sinusal espessada, pelo que deve ser reservada para indicações clínicas específicas em doentes com doença dos seios paranasais conhecida ou suspeita.[23]

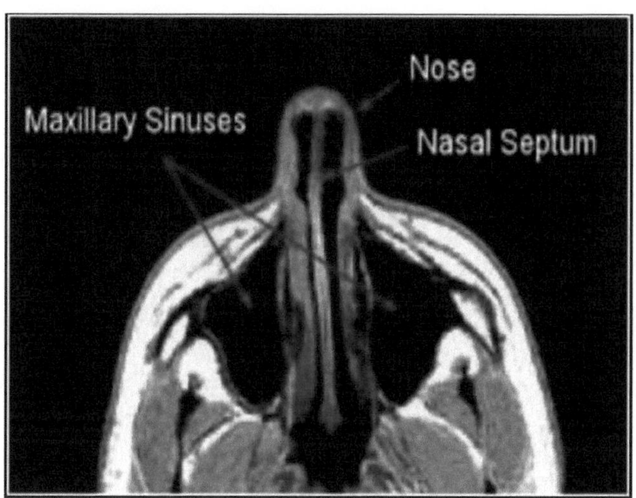

Fig. 6.9: SECÇÃO AXIAL DE UMA IMAGEM DE RMN PESADA MOSTRAR O SINUS MAXILAR

- ULTRA-SONOGRAFIA

Como a parede óssea facial do seio é muito fina, as ondas sonoras de alta potência e curta duração de um transmissor conseguem atravessá-la. São reflectidas de volta para o recetor quando atingem um objeto impenetrável.

A ultrassonografia em modo "A" é uma técnica segura, rápida e não invasiva que foi introduzida como uma ferramenta de rastreio de diagnóstico para a patologia dos seios nasais. Em exames normais dos seios nasais, observa-se um eco inicial refletido na interface sonda/pele e um segundo eco na interface osso/ar. A precisão dos ultra-sons na deteção de fluidos está bem documentada. Mann et al (1977), Revonta (1980), Revonta e Suonpaa (1982) realizaram estudos sobre o ultrassom como uma ferramenta de diagnóstico.

A ecografia constitui um excelente método de rastreio da patologia sinusal a um custo de cerca de 25% do custo das radiografias convencionais e pode ser útil para acompanhar a resolução da sinusite supurativa aguda, em vez de radiografias repetidas. Se o exame for anormal, a ecografia não substitui os estudos radiográficos, que são necessários para diferenciar líquido, pólipos, mucosa espessa ou tumores.[17,23]

- **EXAME DE ISÓTOPOS (CINTIGRAFIA)**

Os isótopos radioactivos são utilizados para fins de diagnóstico, para demonstrar as alterações fisiológicas dos tecidos que precedem frequentemente as alterações anatómicas, ou para fins terapêuticos, para destruir as células tumorais. As análises ósseas com análogos de fosfato de tecnécio [^{99} Tc^{M}] reflectem as respostas osteoblásticas e osteoclásticas, bem como a vascularização do tecido.

Tem sido utilizada para mostrar a extensão do carcinoma antral, o espessamento ósseo generalizado da doença de Paget, os tumores castanhos do maxilar e da órbita, a mucocele do seio maxilar e para diferenciar a reação osteoblástica localizada da osteomielite.[23]

- **BIOPSIA**

Qualquer lesão persistente que não tenha uma causa óbvia deve ser biopsiada. As que se encontram no interior do seio podem ser amostradas através de um endoscópio.[23]

Capítulo 7. Doenças

A relação patogénica do seio maxilar com os complexos orodentários resulta da disposição topográfica e da associação funcional e sistemática entre os dois. A transferência da condição patológica do seio maxilar para o aparelho orodentário ou vice-versa é conseguida através de ligações mecânicas ou através das vias sanguíneas ou linfáticas.[4]

Os processos patológicos que afectam o seio maxilar podem ser classificados em termos gerais da seguinte forma

A. Doenças intrínsecas do seio maxilar

Estas incluem as doenças que têm origem nos seios nasais.

B. Doenças extrínsecas que envolvem o seio maxilar

Estas incluem as doenças que têm origem fora do limite do seio maxilar e que afectam o seio maxilar, por exemplo: causando uma mucosite localizada no pavimento adjacente do antro maxilar - causando deslocamento ou destruição dos bordos do seio.[3]

As lesões patológicas do seio maxilar são estudadas sob os seguintes títulos:

1. Lesões inflamatórias

2. Penetração traumática

3. Quistos

4. Tumores

a. Benigno

b. Maligno

5. Diversos

1. LESÕES INFLAMATÓRIAS

A inflamação pode resultar de uma variedade de causas, tais como infeção, irritação química, alergias e introdução de um corpo estranho ou por trauma facial. A infeção viral pode não causar qualquer alteração radiográfica num seio nasal.

As doenças inflamatórias do seio maxilar são:

A. Sinusite

- ✓ Sinusite aguda
- ✓ Sinusite crónica
- ✓ Sinusite maxilar em crianças
- ✓ Sinusite fúngica

B. Mucosite

C. Periostite

D. Pólipo antral

A. SINUSITE

A sinusite é uma doença que envolve uma inflamação generalizada da mucosa dos seios paranasais causada por um alergénio, uma bactéria ou um vírus. A sinusite pode causar o bloqueio da drenagem através do complexo ostiomeatal. As alterações inflamatórias podem levar à disfunção ciliar e à retenção de secreções sinusais. Talvez 10 % dos episódios inflamatórios dos seios maxilares sejam extensões de infecções dentárias.[3]

A sinusite pode ser:

Aguda - refere-se a uma doença presente há menos de 2 semanas.

Crónica - refere-se a uma doença presente há mais de 3 meses.

Além disso, a sinusite pode ser de tipo "aberto" ou "fechado", consoante os produtos inflamatórios da cavidade sinusal possam ou não drenar livremente para a cavidade nasal através dos óstios naturais.

Uma sinusite "fechada" provoca sintomas mais graves e é também suscetível de causar complicações.[20]

A sinusite maxilar é uma doença comum e, por conseguinte, é importante que os dentistas sejam capazes de a reconhecer e proporcionar um tratamento simples. A tríade típica dos sintomas da sinusite é a congestão ou obstrução nasal, secreção patológica e dor de cabeça. Os molares maxilares e o seio maxilar estão tão próximos uns dos outros que não é de estranhar que os sinais e sintomas de doença num deles possam ser confundidos com sinais e sintomas de doença no outro. A sinusite aguda e a crónica afectam todos os grupos etários, embora a sinusite crónica seja muito menos comum nas crianças.

A bacteriologia da sinusite não está tão claramente estabelecida como seria de esperar numa doença tão comum, porque as amostras são facilmente contaminadas por organismos nasais. As infecções no nariz envolvem os seios nasais porque os revestimentos do nariz e dos seios paranasais são contínuos. As duas espécies mais frequentemente isoladas na sinusite aguda e crónica são o Haemophilus influenza e o streptococcus pneumoneae. Os anaeróbios predominam na sinusite crónica.[23]

Sinusite de origem dentária

As infecções de origem dentária são responsáveis por uma proporção significativa dos casos de sinusite aguda, variando entre 5-45%.

As condições dentárias que podem causar sinusite maxilar são o abcesso periapical e o granuloma periapical, quistos dentários infectados, comunicação oroantral, corpos estranhos no antro e doença periodontal.

Stafne (1985) estimou que, em 15-75% das vezes, a sinusite ocorre por uma causa dentária, embora a verdadeira incidência seja difícil de determinar com exatidão. Ingle (1965) acreditava que o contacto entre o pavimento do seio maxilar e as lesões inflamatórias resultava no desenvolvimento de sinusite crónica. Também é aceite que os sintomas da sinusite maxilar podem imitar a dor de origem dentária.[17]

> Abcesso periapical: A história da sinusite aguda devido à descarga de um abcesso periapical para o antro é mais curta do que a da sinusite aguda de origem não odontogénica. Os sintomas tornam-se visíveis ao longo de algumas horas em vez de dias e é provável que a dor de um dente preceda o início da sinusite. Os agentes patogénicos primários são organismos anaeróbios que têm origem no abcesso periapical. Pode também produzir inchaço facial, o que é invulgar na sinusite aguda. As radiografias periapicais confirmarão a origem.

O tratamento nestes casos é obviamente direcionado para o dente infetado. Pode ser possível drenar o pus através dos canais radiculares se o doente estiver interessado em salvar o dente, mas o método de drenagem mais fiável é a extração. A penicilina é eficaz contra a maioria dos anaeróbios orais e é o medicamento de eleição. A amoxicilina é particularmente bem absorvida e o metronidazol pode ser utilizado como adjuvante em casos graves. O local da extração deve ser revisto e, se a fístula persistir, deve ser fechada quando a sinusite aguda tiver desaparecido.[23]

> Quistos dentários infectados: Os quistos que se tornam infectados e envolvem o seio maxilar também podem causar sinusite. Podem ser quistos apicais ou dentígeros.

> Fístula oroantral

> Materiais dentários no antro: Durante o tratamento dentário, é introduzido um corpo estranho no seio nasal quando ocorre uma deslocação da raiz durante a extração ou quando um canal radicular é demasiado preenchido e, por vezes, quando são colocados implantes. Uma vez que os materiais são inertes, por exemplo, ponta de guta-percha, implante de titânio ou ponta de prata, nem sempre causam uma reação no seio nasal e, na ausência de sintomas, não é necessário qualquer tratamento. No entanto, se se desenvolver uma sinusite aguda ou crónica, esta não se resolverá de forma satisfatória até que a obturação radicular excessivamente alargada seja removida e o dente seja tratado ou extraído.

> Doença periodontal: A doença periodontal avançada pode causar inchaço da mucosa do seio maxilar e a terapia periodontal reduzirá significativamente esse inchaço.[29] Vale a pena considerar um

tratamento periodontal agressivo quando a sinusite maxilar não desaparece após a terapia medicamentosa.[23]

✓SINUSITE AGUDA

Define-se como uma infeção do nariz que se espalhou para os seios paranasais, com uma duração entre 1 dia e 3 semanas. Implica a acumulação de pus no antro.

ETIOLOGIA

Pode resultar de obstrução mecânica do óstio, contaminação bacteriana direta, mecanismos de depuração congenitamente anormais, deficiência imunitária, bem como doenças dentárias.[23]

Obstrução mecânica do óstio: A causa mais comum de obstrução do óstio é a constipação comum. Esta infeção viral produz um edema inflamatório da mucosa nasal que obstrui o ducto antronasal e provoca a acumulação de muco no seio. O muco retido torna-se secundariamente infetado por bactérias comensais locais.

A rinite alérgica (febre dos fenos) pode causar desconforto maxilar devido ao edema em redor do óstio sinusal e à retenção de secreções, mas a sinusite purulenta franca é uma complicação rara.

Outras condições que podem predispor ao bloqueio mecânico do óstio 23 são o desvio do septo nasal, pólipos nasais e intubação nasotraqueal prolongada.[23]

Contaminação bacteriana direta: Na maioria dos casos, esta contaminação provém de uma fonte dentária, mas o material infetado também pode ser introduzido diretamente ao saltar para água contaminada sem segurar o nariz ou durante o mergulho, quando as alterações de pressão no nariz forçam as secreções nasais a entrar no seio.

Mecanismos anómalos de depuração: A função ciliar é um aspeto vital da depuração normal das secreções do seio maxilar. A sua falha predispõe à sinusite aguda. Pode também dever-se a uma má drenagem dos seios maxilares relacionada com a posição supina, observada sobretudo em doentes em convalescença. A infeção crónica do trato respiratório pode, por si só, conduzir a um círculo vicioso em que a carga microbiana contínua e a resposta imunitária à mesma danificam as células responsáveis pela função mucociliar.[23]

FISIOPATOLOGIA:

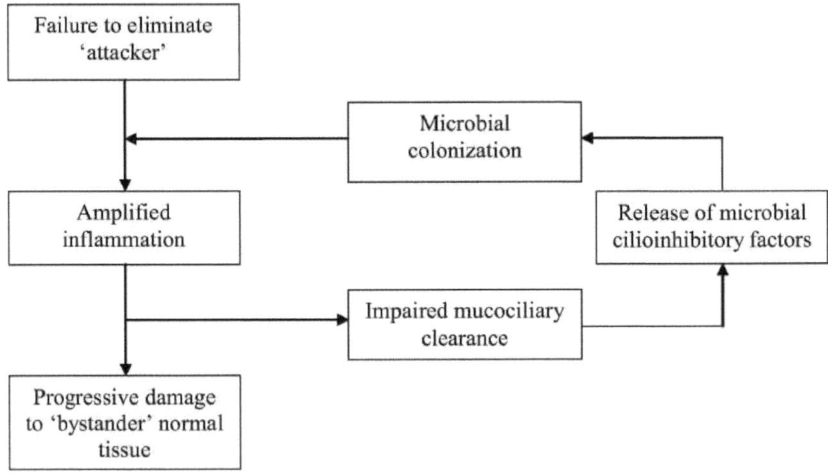

Deficiência imunitária

- Deficiência imunitária: Sabe-se que a sinusite ocorre em estados de imunodeficiência, tanto em anomalias congénitas como em doenças adquiridas, incluindo leucemias, linfomas e SIDA ou após a administração de quimioterapia citotóxica.[23]

- **Organismos causadores**

1. Bactérias: A maioria dos casos de sinusite aguda começa com uma infeção viral, seguida de uma invasão bacteriana. As bactérias mais frequentemente responsáveis pela sinusite aguda são Streptococcus pneumonia, Haemophillus influenza, Moraxella catarrhalis, Streptococcus pyogenes, Staphylococcus aureus e Klebsiella pneumonia. Os organismos anaeróbicos e as infecções mistas são observados na sinusite de origem dentária.[20]

2. Fungos: Geralmente, as espécies de fungos mucor ou rhizopus são organismos causadores de sinusite aguda. A sinusite fúngica alérgica pode ser causada por Aspergillus. A sinusite fúngica

alérgica é uma reação alérgica e apresenta-se com polipose nasal. [20]

3. Viral: A infeção por rinovírus pode ser responsável.[19]

APRESENTAÇÃO DE QUEIXAS E HISTÓRIA

Tipicamente, existe uma dor intensa localizada na bochecha e nos dentes maxilares posteriores, obstrução nasal, rinorreia purulenta e gotejamento pós-nasal com febre e mal-estar. A dor pode ser exacerbada ao inclinar-se ou ao baixar a cabeça e pode estar localizada na bochecha e nos dentes maxilares de um lado, se apenas um seio for afetado. A dor aumenta frequentemente ao morder o lado afetado, mas não é afetada pela ingestão de líquidos quentes, frios ou doces. O dentista deve suspeitar de sinusite como causa dos sintomas se um doente com dor no segmento bucal superior e sem causa dentária óbvia tiver tido uma infeção recente do trato respiratório superior. A sinusite bacteriana aguda é a complicação mais frequente da constipação comum.

Uma história de corrimento sanguinolento é um sinal potencialmente sinistro, uma vez que pode representar uma infeção aguda de uma lesão maligna subjacente.[23]

EXAME

Extra-oral

O aspeto geral do rosto deve ser avaliado, procurando particularmente inchaço assimétrico e eritema das bochechas. Também pode haver eritema da pele à volta do nariz.

As bochechas devem ser palpadas bilateralmente para detetar qualquer sensibilidade. Uma vez que as paredes ântero-laterais e póstero-laterais são mais finas na área acima das raízes dentárias, a pressão do polegar sobre a bochecha nesta zona é a melhor forma de provocar sensibilidade.

A mucosa nasal das narinas anteriores pode apresentar vermelhidão e inflamação e pode estar presente pus.

Intra-oral

Um exame clínico cuidadoso dos dentes, complementado por testes térmicos ou eléctricos e radiografia periapical, identificará cáries, restaurações defeituosas, dentes não vitais ou fissurados e doença periapical ou periodontal aguda. A dor proveniente de qualquer uma destas fontes pode ser confundida com dor nos seios nasais. A mobilidade de um ou mais dentes molares ou pré-molares superiores, com inchaço e sensibilidade sobre um ápice, indica normalmente uma doença dentária local. A percussão suave dos dentes maxilares pode provocar sensibilidade num ou dois dentes e sugerir uma origem dentária do problema, mas a sensibilidade de todo o segmento bucal é indicativa de sinusite.

O pus proveniente do seio maxilar pode ser visto na orofaringe como um gotejamento pós-nasal.[23]

Sintomas: [19]

1. Inicialmente, desconforto na região nasofaríngea.

2. Dor na região maxilar, que pode irradiar para os dentes, os olhos, o seio frontal e o ouvido. Agrava-se ao inclinar-se, tossir e espirrar.

3. O corrimento nasal é inicialmente mucoide. Em breve torna-se purulenta. Por vezes, pode ser corado com sangue. O corrimento tende a dirigir-se para trás, para a faringe, ao longo do hiato semilunar, mas mais tarde aparece anteriormente. O corrimento com mau cheiro é sugestivo de origem dentária.

4. A obstrução nasal no lado afetado ocorre devido a congestão e edema da mucosa nasal.

5. Alteração da ressonância nasal.

6. Tosse seca

7. Ocasionalmente, pode ocorrer epistaxe

8. Sintomas constitucionais: mal-estar, dor de cabeça, febre

Sinais: [19]

1. Inspeção: Por vezes, nas crianças, observa-se um ligeiro edema da zona afetada.

2. Palpação: Sensibilidade sobre a fossa canina

3. Congestão da mucosa nasal e dos cornetos

4. Descarga purulenta que escorre pela coana.

INVESTIGAÇÕES

No início do episódio agudo de sinusite, as radiografias podem não mostrar qualquer anomalia. As radiografias podem ser desnecessárias se o diagnóstico for óbvio ao exame clínico.

A vista occipitomental (projeção de Water), tirada na posição vertical, é normalmente a radiografia de escolha. As vistas periapicais, oclusais ou panorâmicas podem ser úteis na identificação de uma causa dentária para a sinusite aguda. A tomografia computorizada demonstra muito claramente as anomalias da mucosa do nariz e dos seios nasais.

Se as aparências radiológicas forem equívocas, a punção de prova através do meato inferior ou da fossa canina é útil para fornecer material para cultura bacteriológica e sensibilidade.

A visualização direta da mucosa do seio por antroscopia através da fossa canina confirmará em absoluto o diagnóstico.[23]

COMPLICAÇÕES

As complicações graves da sinusite maxilar aguda são agora raras porque a maioria das infecções graves são tratadas rápida e eficazmente.[23] Algumas das complicações da sinusite aguda são:

1. Pansinusite: A infeção pode propagar-se a outros seios nasais.

2. Pode ocorrer uma infeção do ouvido médio.

3. Podem seguir-se faringite, laringite e traqueobronquite.

4. Complicações oftálmicas: Celulites ou abcessos periorbitais e orbitais podem seguir-se a sinusite maxilar aguda

5. A osteomielite do maxilar é uma complicação rara e caracteriza-se por um aumento da dor e do inchaço na região maxilar. O exame radiológico nestes casos pode mostrar necrose óssea.

6. A asma pode ser agravada pela sinusite.

7. Podem ocorrer mucocele ou piocele.

TRATAMENTO

- Tratamento geral

a. Os antibióticos alteraram completamente a gravidade desta doença. Os antibióticos eficazes incluem o cloridrato de doxiciclina (vibramicina) 100 mg por dia, após uma dose de carga de 200 mg para adultos. A penicilina, a amoxicilina ou o cotrimazol também podem ser utilizados e são preferidos para as crianças. A quimioterapia antibacteriana, por si só, não é suficiente para o tratamento da sinusite.[23]

b. Os descongestionantes reduzem a congestão e o inchaço da mucosa do nariz e dos seios nasais e melhoram a drenagem dos seios nasais. As gotas nasais descongestionantes contêm fármacos simpaticomiméticos. A vasoconstrição da mucosa nasal e das fontanelas antrais reduz o ingurgitamento vascular e, por conseguinte, reduz as tumefacções da mucosa. As gotas nasais de efedrina (0,5%) são as mais frequentemente utilizadas e podem proporcionar alívio durante várias horas. Normalmente, são suficientes 1-2 gotas instiladas de 8 em 8 horas. A xilometazolina (0,1%) é uma alternativa à efedrina. Os descongestionantes sistémicos não têm valor comprovado.[23]

c. Os analgésicos proporcionam conforto ao doente.

d. Os anti-histamínicos podem ser úteis em doentes com alergia.

- Tratamento local

a. A inalação de vapor proporciona fomentação e adelgaça as secreções que podem sair facilmente. Podem atuar hidratando o manto mucoso, tornando-o menos viscoso e favorecendo assim a depuração ciliar normal do antro. Vários aditivos, como a tintura de benjoim, o óleo de eucalipto ou o mentol, actuam principalmente como agentes aromatizantes. O principal ingrediente ativo é o vapor.

b. A fomentação ou a diatermia de ondas curtas no seio é calmante.

c. A adrenalina pode ser aplicada na região do meato médio para descongestionar a mucosa e melhorar a drenagem do seio. Mas os novos descongestionantes locais tornaram este tratamento obsoleto.

Se os antibióticos e as gotas nasais não resolverem o problema, é necessário remover o pus do antro. O pus é removido através de uma lavagem antral, que pode ter de ser repetida várias vezes por semana até que as lavagens apresentem um líquido claro em vez de pus mucoso. Posteriormente, são prescritos antibióticos e descongestionantes nasais.

As pedras angulares da terapia são a drenagem para remover o pus e reaerar a mucosa do seio e a remoção da causa. Se nenhuma destas medidas for eficaz, pode levar ao estabelecimento de uma sinusite crónica.

A drenagem é preferencialmente conseguida apoiando e restaurando o mecanismo de drenagem natural através do ducto antronasal com antibióticos e descongestionantes nasais. No entanto, se a causa for dentária, a drenagem é efectuada ao mesmo tempo que a causa é removida. A comunicação pode curar-se espontaneamente.

Além disso, em caso de sinusite aguda recorrente, pode ser necessário um tratamento cirúrgico através de uma antrostomia meatal inferior.[23]

✓ **Sinusite crónica**

Está mal definida, mas é melhor considerada como uma sinusite aguda persistente e incompletamente resolvida. No entanto, também se deve habitualmente à persistência de factores agravantes externos, como a polipose nasal, o desvio do septo e a rinite alérgica, e até talvez a periodontite marginal crónica, que pode causar espessamento da mucosa antral.

A obstrução nasal crónica, um corrimento nasal purulento de longa duração, dores de cabeça, dores faciais ou uma sensação de pressão e uma dor surda nos seios nasais, juntamente com uma história de sinusite anterior, sugerem sinusite crónica. As radiografias dos seios nasais ou a sinuscopia demonstram um inchaço persistente da mucosa, local ou generalizado.

A sinusite maxilar crónica de origem dentária tem sido associada a fístulas oroantrais, dentes não vitais, lesões inflamatórias periapicais ou periodontais e até mesmo a folículos de dentes impactados envolvidos em lesões periodontais ou periapicais; as causas dentárias representam 40% dos casos.

A punção de prova e a cultura subsequente podem revelar um organismo causador resistente à terapia antibiótica. Os anaeróbios são os agentes patogénicos mais importantes. São isolados apenas em mucosas inflamadas, enquanto os aeróbios são encontrados mesmo na ausência de inflamação.

FISIOPATOLOGIA

Nas infecções crónicas, o processo de destruição e as tentativas de cura ocorrem em simultâneo. A mucosa do seio torna-se espessa e polipoidal (sinusite hipertrófica) ou sofre atrofia (sinusite atrófica). O epitélio de superfície pode apresentar descamação, regeneração ou metaplasia. A submucosa está infiltrada com linfócitos e plasmócitos e pode apresentar microabscessos, granulações, fibrose ou formação de pólipos.[20]

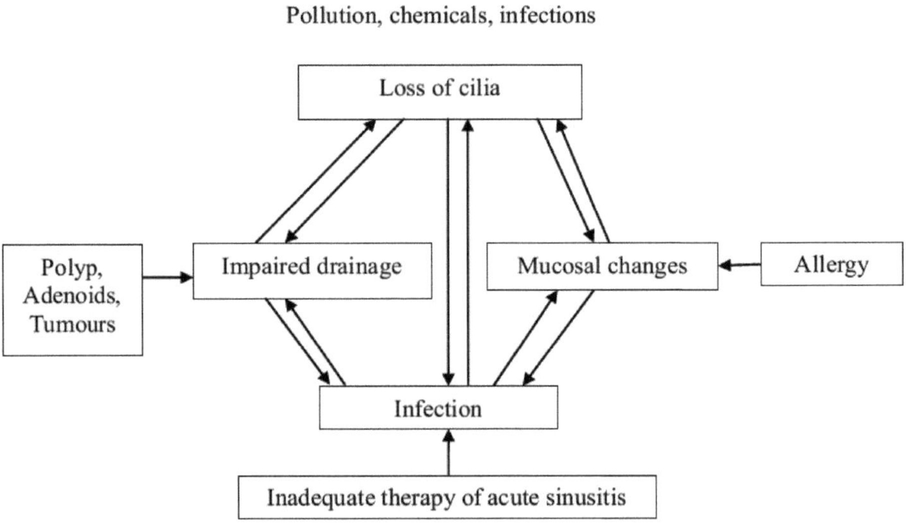

Pollution, chemicals, infections

Loss of cilia

Polyp, Adenoids, Tumours

Impaired drainage

Mucosal changes

Allergy

Infection

Inadequate therapy of acute sinusitis

CARACTERÍSTICAS CLÍNICAS

As características clínicas são frequentemente vagas e semelhantes às da sinusite aguda, mas de menor gravidade. Por vezes, a doença é assintomática.[6] O corrimento nasal purulento é a queixa mais comum. O corrimento com mau cheiro sugere uma infeção anaeróbia. A dor local e a cefaleia não são frequentemente acentuadas, exceto nas exacerbações agudas. Alguns doentes queixam-se de congestão nasal e anosmia.

TRATAMENTO

O tratamento deve depender da identificação da causa. A remoção de factores locais, tais como uma causa dentária, a causa da obstrução do óstio ou a fonte de contaminação bacteriana direta, juntamente com o controlo de qualquer infeção presente, deve conduzir à cura.

Pode ser necessário um tratamento cirúrgico. A antrostomia meatal inferior é utilizada no tratamento da sinusite crónica. Com este método, espera-se que a mucosa danificada volte ao normal através de uma combinação de arejamento e drenagem gravitacional. A cirurgia endoscópica transnasal requer equipamento e formação especiais e está associada a uma menor morbilidade do que os métodos tradicionais. Neste método, o acesso é facilmente obtido a partir da abordagem bucal.

CARACTERÍSTICAS RADIOGRÁFICAS DA SINUSITE

O diagnóstico radiográfico depende da alteração da densidade das sombras escuras - "espaços aéreos" e "estruturas ósseas adjacentes". Qualquer fluido, seja sangue, pus, muco ou soro fisiológico, e qualquer tecido mole absorve mais raios X do que o ar contido no antro normal. Isto resulta numa alteração do aspeto radiográfico. A sombra escura normal é substituída por uma sombra cinzenta.[7]

O espessamento da mucosa do seio e a acumulação de secreções que acompanham a sinusite reduzem o conteúdo de ar do seio e fazem com que este se torne cada vez mais radiopaco. Os padrões radiopacos mais comuns que ocorrem na visão de Water são o espessamento localizado da mucosa ao longo do assoalho do seio, o espessamento generalizado do revestimento da mucosa ao redor de toda a parede do seio e a radiopacificação quase completa ou completa do seio. O espessamento da mucosa apenas na base do seio pode não representar sinusite, mas sim o espessamento mais localizado que pode ocorrer em associação com osteíte rarefeita de um dente com polpa não vital, que pode progredir e envolver todo o seio. No caso de uma reação alérgica, a mucosa tende a ser mais lobulada.

Em contrapartida, nos casos de infeção, o contorno da mucosa espessada tende a ser mais suave, acompanhando o contorno da parede do seio.

Pode também estar presente um nível de ar-fluido resultante da acumulação de secreções. Uma vez que as radiopacidades dos transudados, exsudados, sangue e mucosa patologicamente alterada são semelhantes, a diferenciação entre eles baseia-se na sua forma e distribuição. Quando presente, o líquido aparece radiopaco e ocupa o aspeto inferior do seio. O limite entre o líquido radiopaco e o antro relativamente radiolúcido é horizontal e reto ou com um menisco. É possível confirmar que se está a ver uma interface ar-fluido inclinando a cabeça e fazendo outra radiografia. Isto altera a orientação do nível do fluido, o que elimina qualquer dúvida quanto à sua natureza fluida. No entanto, ao tentar verificar este facto, deve ser dado tempo suficiente entre a primeira e a segunda exposição para que o nível do fluido se altere. Se uma proporção significativa do fluido for muco, podem ser necessários alguns minutos para que este se altere.

atinge o seu novo nível. Para demonstrar um nível ar-fluido, o raio central do feixe de raios X deve ser horizontal ao nível da interface ar-fluido.

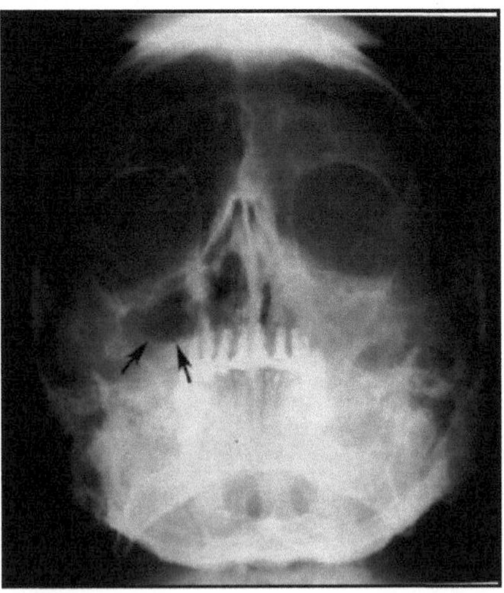

Fig. 7.1: Vista de água demonstrando a radiopacificação completa do seio maxilar esquerdo. É visível um nível de ar-fluido no seio maxilar direito (setas)

A sinusite crónica pode resultar numa radiopacificação persistente do seio com esclerose e espessamento da parede do seio. No entanto, a reabsorção do bordo ósseo é invulgar.

A resolução da sinusite aguda torna-se evidente na radiografia como um aumento gradual da radiolucência do seio. Isto pode ser reconhecido pela primeira vez quando uma pequena área clara aparece no interior do seio; a membrana mucosa espessada encolhe gradualmente de modo a começar a seguir o contorno da parede óssea. Com o tempo, a membrana mucosa torna-se novamente invisível radiograficamente e o seio parece normal. Na sinusite crónica, a inflamação pode estimular o periósteo do seio a produzir osso, resultando em bordos escleróticos espessos do antro maxilar.

✓ SINUSITE MAXILAR EM CRIANÇAS

Os seios maxilares em desenvolvimento são mais pequenos do que os dos adultos e têm um local de drenagem gravitacional menos desfavorável. Os dentes decíduos estão separados do seio pelos germes dos dentes permanentes e, por isso, são menos susceptíveis de causar infecções.

Tanto a sinusite maxilar aguda como a crónica são menos comuns nas crianças do que nos adultos, mas ocorrem e com consequências potencialmente muito graves, como a celulite periorbitária. Esta pode ser causada por sinusite maxilar. A partir do seio maxilar, a infeção pode propagar-se ao longo do sistema venoso sob a forma de periflebite ou tromboflebite, resultando numa infeção purulenta dos tecidos orbitais ou diretamente através do osso fino da órbita.

Os sinais e sintomas da sinusite crónica em crianças não são patognomónicos. Os mais comuns são a rinorreia purulenta e a tosse crónica. A base do tratamento são os antibióticos, que devem ser mantidos durante, pelo menos, 3-4 semanas. São utilizados Augmentin, ceftin, suprax e pediazola. Os esteróides tópicos podem ser administrados em casos resistentes. O papel dos descongestionantes ainda não é claro.

✓ SINUSITE FÚNGICA

ASPERGILOSE

Em determinadas circunstâncias, pode tornar-se patogénico para o homem. A espécie infetante mais frequente é o A.fumigatus. O tratamento da aspergilose solitária consiste na remoção da massa micótica. Uma vez que a mucosa antral permanece praticamente intacta, considera-se desnecessária a terapia antimicótica.

MUCORMICOSE

A mucormicose ou fitomicose é uma infeção fúngica rara, mas é registada com uma frequência crescente em doentes imunocomprometidos e é potencialmente letal. É geralmente acompanhada por uma tríade de sintomas - diabetes mellitus não controlada, infeção periorbital e meningoencefalite.

O tratamento envolve o controlo dos factores predisponentes subjacentes, a excisão cirúrgica se a lesão for localizada e a terapêutica antibiótica, sendo o fármaco de eleição a anfotericina B. Mesmo assim, a doença pode propagar-se rapidamente e resultar numa infeção micótica fatal.[23]

B. MUCOSITE

A mucosa normal do seio não é visualizada nas radiografias; no entanto, quando a mucosa fica inflamada devido a um processo infecioso ou alérgico, pode aumentar de espessura 10 a 15 vezes, o que pode ser visto radiograficamente. Esta alteração inflamatória é designada por mucosite.

CARACTERÍSTICAS CLÍNICAS

A espessura da mucosa sinusal num indivíduo assintomático pode variar consideravelmente durante um período de tempo relativamente curto. Por conseguinte, a descoberta de uma mucosa sinusal espessada num indivíduo assintomático não implica necessariamente a necessidade de mais investigações ou de tratamento. A maioria dos episódios inflamatórios que resultam no espessamento da mucosa dos seios nasais não são reconhecidos pelo doente e são descobertos apenas incidentalmente numa radiografia.

CARACTERÍSTICAS RADIOGRÁFICAS

A imagem da mucosa espessada é facilmente detetável na radiografia como uma banda não corticada visivelmente mais radiopaca do que o seio cheio de ar, paralela à parede óssea do seio.

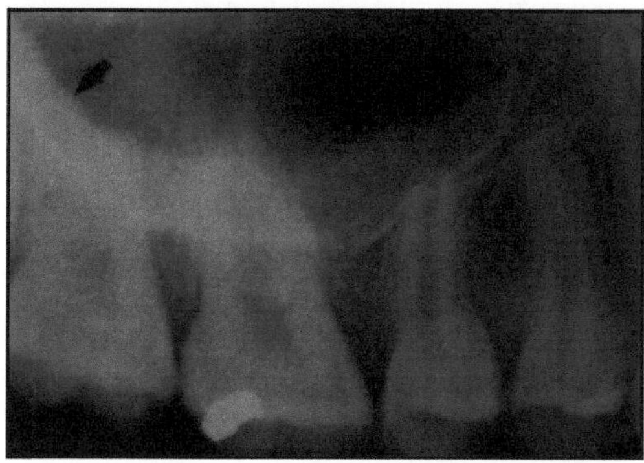

Fig. 7.2: Aspeto radiográfico da mucosite

C. PERIOSTITE

Os exsudados inflamatórios das lesões inflamatórias dentárias podem estender-se ao antro maxilar. Os exsudados podem desnudar e elevar o revestimento periosteal do osso cortical. A presença de produtos inflamatórios junto ao periósteo estimula o periósteo a produzir uma fina camada elevada de osso novo adjacente ao ápice da raiz do dente envolvido. A presença de uma ou mais camadas de osso novo, tipo halo, indica inflamação do periósteo.

CARACTERÍSTICAS RADIOGRÁFICAS

Embora o tecido periósteo não seja visível na radiografia propriamente dita, este facto é referido como formação de novo osso periósteo. Este novo osso pode assumir a forma de uma ou mais linhas radiopacas finas ou a linha pode ser muito espessa. Este novo osso deve estar centrado diretamente acima da lesão inflamatória.

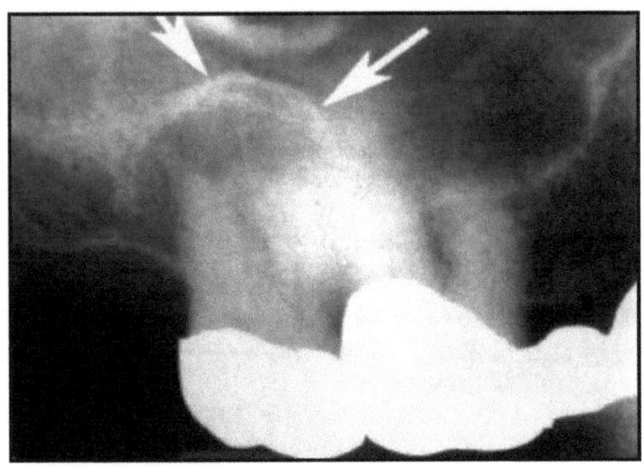

Fig. 7.3: Aspeto halolike da periostite

D. PÓLIPO ANTRAL

A membrana mucosa espessada de um seio cronicamente inflamado forma frequentemente pregas irregulares denominadas pólipos. A polipose da mucosa do seio pode desenvolver-se numa área isolada ou em várias áreas ao longo do seio.

CARACTERÍSTICAS CLÍNICAS

Os pólipos podem causar deslocação ou destruição do osso.

CARACTERÍSTICAS RADIOGRÁFICAS

Um pólipo pode ser diferenciado de um pseudocisto de retenção numa radiografia, observando que um pólipo ocorre normalmente com um revestimento mucoso espessado, porque a massa polipoide não é mais do que uma acentuação do espessamento da mucosa. No caso de um pseudocisto de retenção, contudo, o revestimento da mucosa adjacente não é normalmente aparente. Se forem observados vários pseudocistos de retenção num seio, deve ser considerada a possibilidade de polipose sinusal.

A imagem radiográfica da deslocação ou destruição óssea associada aos pólipos pode simular uma neoplasia benigna ou maligna. Como muitas neoplasias dos seios paranasais são assintomáticas, o exame de um seio paranasal que revela destruição óssea associada à radiopacificação é uma indicação para biópsia e não deve ser retardado pelo tratamento conservador inicial.

II. PENETRAÇÃO TRAUMÁTICA

Como resultado da relação do seio maxilar com os dentes maxilares e as estruturas circundantes, o dente pode ser deslocado para o interior do seio, levando a uma comunicação oroantral, por vezes ainda mais complicada pela deslocação de uma raiz. A fratura da tuberosidade maxilar também pode ocorrer e produzir uma grande abertura no seio. As fracturas do complexo zigomático, do pavimento orbital e do terço médio envolvem-na inevitavelmente e também é exposta durante os procedimentos de fratura descendente do maxilar para correção de deformidades faciais.

A penetração traumática pode ocorrer por qualquer uma das seguintes condições:

A. Fístula oroantral (FAO)

B. Raiz/corpo estranho em antra

C. Fracturas

D. Pneumocele e enfisema da face

E. Cirurgia ortognática

A. FÍSTULA OROANTRAL

Trata-se de uma comunicação anormal entre a cavidade oral e o seio maxilar, que pode resultar de várias causas, tais como extração de dentes, traumatismo maciço, cirurgia do seio maxilar, osteomielite da maxila, gengiva envolvendo o palato, próteses de implantes superiores infectadas e, raramente, granuloma maligno.[6]

ETIOLOGIA

A comunicação oro-antral é mais provável de ocorrer quando existe uma patologia periapical, um antro grande ou um molar solitário. Em pacientes mais jovens, onde o antro não está completamente formado, é muito improvável.

O osso bucal espesso que cobre um primeiro molar superior numa arcada intacta pode vir com o dente, resultando numa comunicação. Se for encontrada uma resistência invulgar durante a extração, é melhor recorrer à remoção cirúrgica do osso ou à divisão do dente do que aplicar mais força.

Os pacientes idosos com poucos dentes maxilares remanescentes têm seios paranasais maiores. A extração nestes casos deve ser realizada com cuidado extra e o doente deve ser avisado de que pode ser impossível evitar uma comunicação com o antro. O exame radiográfico pré-operatório pode alertar o paciente e talvez encorajar um cuidado extra, mas de outra forma não altera o risco de perfuração do antro.[23]

PATOGENESE

Algumas comunicações fechar-se-ão espontaneamente, mas é difícil de prever. É provável que a perfuração persista se o seu diâmetro for superior a 4 mm ou se a profundidade do osso alveolar circundante for inferior a 5 mm, mas não são dados exemplos que apoiem este ponto de vista. A cicatrização depende do tamanho e da forma da perfuração, sendo mais favorável um alvéolo profundo.

DIAGNÓSTICO

Todos os dentes posteriores superiores extraídos devem ser examinados. Se as raízes estiverem cobertas por uma placa fina de osso ou por mucosa sinusal aderente, pode estar presente uma comunicação.

Deve pedir-se ao doente que tente soprar ar para dentro do nariz entalado com a boca aberta. Se estiver presente um defeito oroantral, aparecem bolhas no alvéolo de extração. Pode obter-se um resultado falso negativo. Este é o teste de Luc-Caldwell.

Uma sondagem suave do alvéolo com um instrumento rombo, como uma sonda periodontal de ponta esférica, confirmará o defeito ósseo sem perfurar um revestimento intacto.

Passos de diagnóstico para a suspeita de comunicação oroantral: [30]

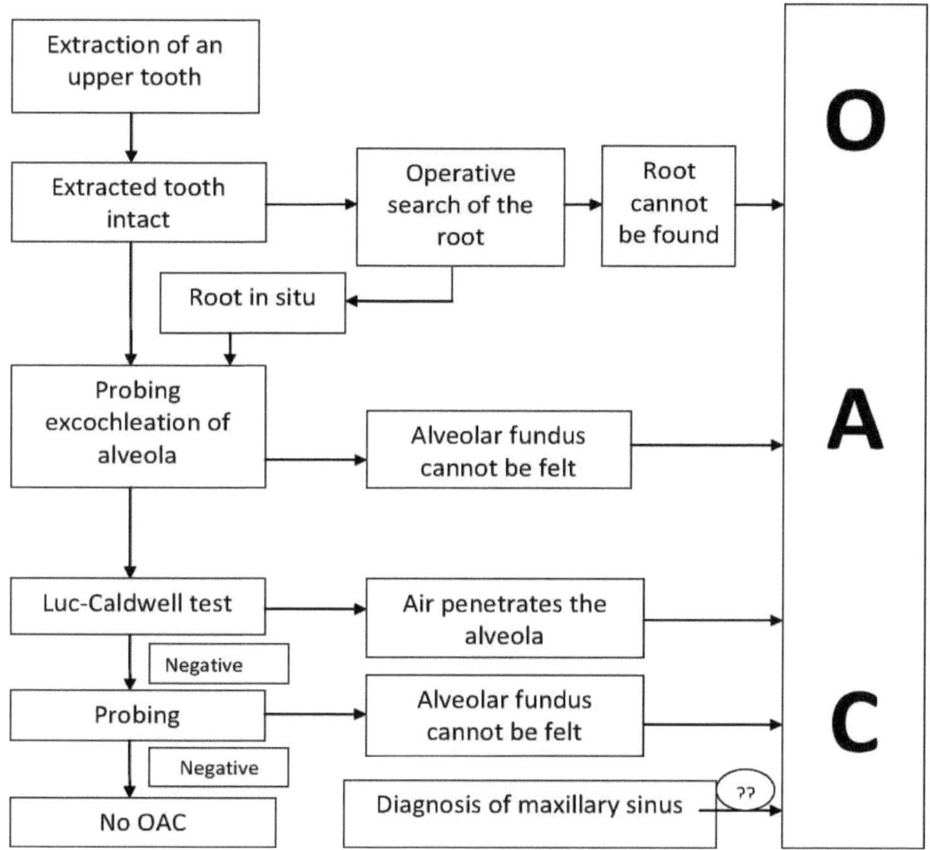

A evidência radiográfica de uma fístula oroantral depende, até certo ponto, da causa. Quando um pequeno fragmento de raiz estava adjacente ao assoalho do antro e foi feita uma abertura durante a sua remoção, tudo o que pode ser visto é o desalinhamento de uma pequena porção da camada cortical do osso, um pequeno fragmento que foi deslocado, muito parecido com o alçapão. Mais frequentemente, há uma falha óbvia na continuidade da linha branca que representa o córtex do antro.

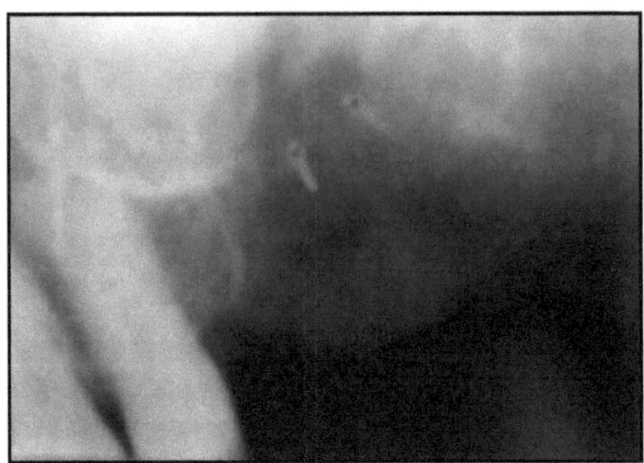

Fig. 7.4: Aspeto radiográfico da comunicação oroantral

Muitas vezes, o único sinal radiográfico de uma fístula é um espessamento da mucosa sobre a perfuração. Pode haver um prolapso do revestimento do seio para a cavidade oral, que pode ser visto radiograficamente como uma sombra de tecido mole.

As margens do orifício variam consoante a causa da abertura fistulosa e a duração da sua presença. Uma fístula óssea de longa duração tende a desenvolver uma cobertura cortical, mas tal não é invariável. Outras fístulas têm paredes lisas mas não corticadas ou podem ser irregulares quando são recentes, especialmente se associadas a doença óssea. As aberturas no assoalho antral, produzidas por doença maligna, têm margens ósseas irregulares devido à infiltração do tumor.

Surge uma dificuldade quando um alvéolo dentário em estreita relação com o assoalho antral revela descontinuidade da sua porção apical. É difícil de distinguir da osteíte periapical que existia antes da extração do dente. Pode ser determinada quando a forma do defeito na lâmina dura corresponde à área radiolúcida adjacente da osteíte. Se esta área radiolúcida não estiver presente, então o defeito na lâmina dura pode não ser distinguido de uma abertura fistulosa.[7]

TRATAMENTO

Quanto mais cedo o diagnóstico for efectuado, mais fácil e confortável será a terapia para o doente. O objetivo do tratamento de uma comunicação criada por uma extração é dar apoio ao coágulo sanguíneo do alvéolo, de modo a que este se organize, seja recaído pelo osso e se epitelize nas suas superfícies oral e antral.[23] O encerramento cirúrgico de uma comunicação oroantral só pode ser efectuado quando o seio maxilar não apresenta sinais de inflamação. No entanto, se tiver sido detectada sinusite, isto significa tratar primeiro a sinusite e depois fechar a comunicação quando o seio estiver livre de inflamação.[30]

Desde que não haja descarga purulenta, a comunicação oroantral deve ser fechada assim que for reconhecida. Não deve ser colocado qualquer material no alvéolo, pois isso atrasará a cicatrização.[23]

Comunicação oroantral: conspecto terapêutico[30]

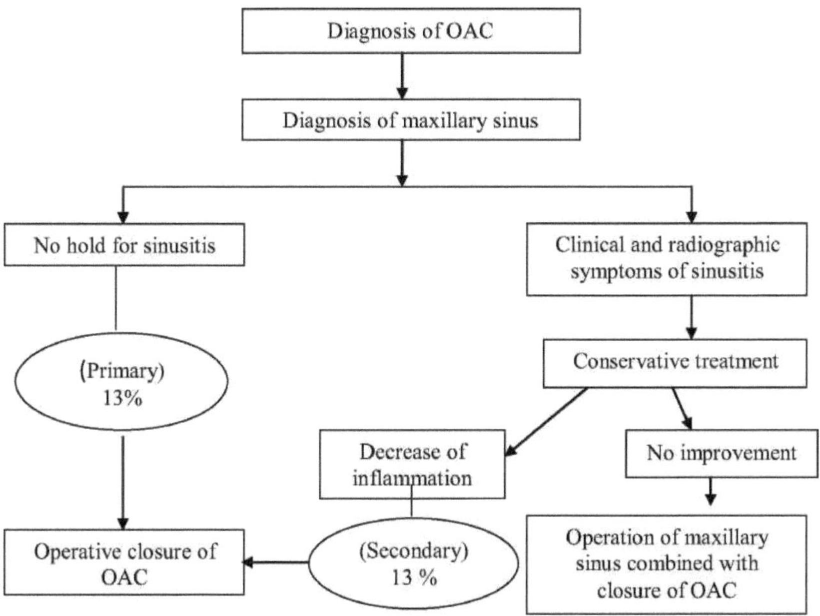

Os métodos mais bem-sucedidos de fechamento da comunicação oroantral são o retalho de avanço vestibular e o retalho de rotação palatina. O primeiro tem sido criticado devido à diminuição pós-operatória da profundidade do sulco. Outros procedimentos incluem a utilização de materiais implantáveis para cobrir o defeito, como a utilização de implantes de colagénio. Com o implante de colagénio, não é necessária uma segunda operação para remover o material. Os cuidados pós-operatórios devem ser efectuados através da administração de antibióticos, inalações de vapor e descongestionantes nasais.

B. RAIZ/ÓRGÃO ESTRANGEIRO EM ANTRA

A introdução inadvertida de uma raiz dentária no antro maxilar após a fratura de um dente durante uma tentativa de extração não é uma ocorrência invulgar. Anatomicamente, os ápices do primeiro molar permanente superior encontram-se mais próximos do fundo do antro e é a raiz palatina deste dente que é mais frequentemente deslocada para o antro. Por vezes, o dente inteiro, especialmente o terceiro molar, também pode ser deslocado para o antro.

As sequelas desta deslocação podem ser resumidas da seguinte forma:

1. O dente ou a raiz podem permanecer sem sintomas no lúmen antral ou sob o mucoperiósteo antral.
2. Pode estar associada a sinusite maxilar aguda.
3. Pode resultar em sinusite crónica, espessamento do revestimento antral e/ou formação de pólipos.
4. Pode estar associada à formação de quistos mucosos benignos do antro.
5. Pode ser expelido para a boca através de uma fístula oroantral patente.
6. Pode estar associada à formação de antrolitos.
7. Pode ser deslocado através do óstio ou da fístula para o nariz e, subsequentemente, pode ser:

- Expelido pelas narinas anteriores ao espirrar ou assoar o nariz
- Engolido para passar pelo trato gastrointestinal
- Inalado

DIAGNÓSTICO

Quando se suspeita de deslocamento, deve ser efectuada uma inspeção cuidadosa com a ajuda de uma luz bem direccionada e uma ponta de sucção fina, bem como a palpação da área do alvéolo, para garantir que a raiz ainda não está no alvéolo ou sob a mucosa bucal ou palatina.

Uma radiografia periapical ou oclusal mostrará normalmente uma raiz dentro do seio maxilar logo acima do alvéolo de extração. Uma radiografia panorâmica é uma vista adicional útil se a raiz não for visível nas radiografias intra-orais.[23]

RADIOLOGIA

Estes incluem raízes dentárias, dentes inteiros, fragmentos partidos de instrumentos, tubos de drenagem, pensos, fragmentos de materiais de obturação de canais radiculares e objectos metálicos, tais como balas, projécteis e fragmentos de cartuchos ou bombas. Destes, os mais comuns são os fragmentos de raízes de dentes que foram deslocados durante uma tentativa de extração.

Para o exame radiográfico, deve ser utilizada a IOPA. É importante ter várias IOPAs de diferentes ângulos. Muitas vezes é aconselhável fazer uma radiografia extra-oral (principalmente a de Water), mesmo que o corpo estranho possa ser visto na projeção periapical. As radiografias intra-orais oclusais, que abrangem uma área maior do que a periapical, são de grande valor em alguns casos.

Os corpos estranhos que não sejam raízes são geralmente facilmente reconhecidos como tal, embora a sua natureza exacta possa ser duvidosa. A história é muitas vezes de grande valor, mas não é totalmente fiável. A maioria das raízes dentárias revela alguma evidência do canal radicular, mas isso não é variável. A forma, a densidade da sombra e a presença do canal radicular levam à determinação da presença de uma raiz.

Tendo determinado a presença da raiz, é agora importante conhecer a sua posição. Pode estar no alvéolo ou fora dele. Uma raiz dentro do seu alvéolo tem as sombras da lâmina dura e do espaço da membrana periodontal à sua volta, exceto se a doença tiver destruído o osso adjacente. Na maioria dos casos, uma raiz com uma posição anormal e desprovida da sombra da lâmina dura é deslocada do seu alvéolo.

Uma vez estabelecido que a raiz está fora do alvéolo, deve ser determinada a sua relação com o antro maxilar. A sombra da raiz dentro do seio maxilar não indica que a raiz esteja efetivamente dentro do seio maxilar. As sombras podem ser sobrepostas e pode não haver inclusão real da raiz no seio. Normalmente, no entanto, as sobreposições das duas sombras, juntamente com a ausência da lâmina dura, significam que a raiz está no antro. Mas outras evidências, por exemplo, a quebra da continuidade do assoalho antral, devem ser procuradas para confirmar a suspeita.

A direção de algumas das raízes palatinas dos primeiros molares é dirigida para cima e medialmente. Quando deslocadas para cima, saem do alvéolo para se situarem entre a mucosa antral e a parede do seio maxilar. Isto dá uma imagem radiográfica semelhante à da raiz dentro do antro. No entanto, as raízes que se encontram expostas no seio maxilar tendem a acumular depósitos de cálcio nas suas superfícies em quantidades suficientes para serem discerníveis nas radiografias. Uma raiz situada sob a mucosa antral não acumularia tais depósitos calcificados.

Uma situação muito rara e desconcertante é aquela em que uma raiz e uma porção do alvéolo são forçadas para dentro do seio, de modo que a raiz está numa posição anormal e, no entanto, existe uma sombra normal da lâmina dura e da membrana periodontal. Os achados clínicos, a história e a demonstração radiográfica permitem a interpretação correcta.

Pequenas excrescências ósseas surgem do assoalho do antro como aparências normais e, por vezes, assemelham-se muito à raiz. Nestes casos, não há evidência de qualquer canal radicular.[7]

GESTÃO

Existem duas abordagens cirúrgicas à raiz, através do local do alvéolo ou através da fossa canina pela chamada abordagem de Caldwell-Luc. Em qualquer das abordagens, é essencial efetuar uma radiografia imediatamente antes da cirurgia, uma vez que uma raiz móvel pode ser difícil de encontrar. Uma boa fonte de luz e um aparelho de sucção cirúrgico eficiente são também requisitos absolutos. Ocasionalmente, a raiz pode ser recuperada usando apenas a ponta de sucção, mas mais frequentemente tem de ser visualizada e depois agarrada com fórceps adequados.[23]

OUTROS CORPOS ESTRANHOS:

> Corpo estranho traumático - bala de pistola de ar comprimido, pedaços de vidro, pedras e madeira, ervas, palitos de fósforo.

> Corpo estranho iatrogénico - cimento dentário, pedaços de fórceps partidos, guta percha, brocas.

C. FRATURAS

> TUBEROSIDADE FRATURADA: Ocorre mais frequentemente durante a extração de um terceiro molar superior solitário. Se se verificar que o osso se move com o dente durante a extração, o operador deve parar imediatamente. Pode ser mais fácil deixar o dente no lugar e permitir que a fratura cicatrize antes de tentar removê-lo. A remoção cirúrgica do osso cicatrizado e intacto é consideravelmente mais fácil do que remover o dente do osso móvel, que por sua vez pode ser difícil de reter. O osso cicatrizado permanece fraco e a tentativa de extração com fórceps pode recriar o problema original. A fratura da tuberosidade envolve inevitavelmente o seio maxilar. Por conseguinte, são prescritos antibióticos, gotas nasais e inalações para ajudar a evitar o desenvolvimento de uma fístula oroantral crónica.[23]

> FRACTURAS DO COMPLEXO ZIGOMÁTICO: As agressões resultam frequentemente em fracturas do complexo zigomático. As fracturas ocorrem em linhas de fraqueza e atravessam o assoalho orbital, geralmente medialmente à sutura zigomaticomaxilar e, portanto, envolvem inevitavelmente o seio. As vistas occipitomentais são as mais úteis para diagnosticar uma fratura do complexo zigomático. A simples elevação do malar pode ser suficiente, mas se o malar for instável, é necessária uma fixação. Esta pode ser conseguida através de um fio transósseo ou de uma placa. A utilização de pinos está associada a menos complicações do que os packs antrais. Qualquer corpo estranho no interior do seio deve ser removido. Embora possa haver uma cominuição considerável das paredes anterolateral e posterolateral do seio, estas cicatrizam satisfatoriamente sem intervenção.

> FRACTURA Le Fort I: Esta fratura de baixo nível separa a porção dentoalveolar do resto do maxilar. É uma extensão da tuberosidade fracturada e pode ocorrer unilateralmente com uma divisão palatina ou bilateralmente. As radiografias laterais mostram a linha de fratura a passar mesmo acima do pavimento do antro.

> FRACTURA Le Fort II: Trata-se de uma fratura "piramidal" de nível superior da face média.

> FRACTURA DE LE FORT III: Esta fratura situa-se ainda a um nível mais elevado do que a fratura

de LE FORT II e provoca a deslocação completa do esqueleto facial da base do crânio. Teoricamente, o seio maxilar não seria afetado, mas na prática algumas linhas de fratura podem envolver os seios maxilares.

> FRACTURAS POR EXPLOSÃO DO PAVIMENTO ORBITAL: A cavidade orbital tem a forma de um cone e a pressão súbita exercida por um objeto sobre o globo empurra o conteúdo orbital para trás. O rápido aumento da pressão intra-orbitária é transmitido às paredes da órbita e a fratura ocorre nas partes mais finas. Há herniação da gordura periorbital e extravasamento de sangue do periósteo rompido para o seio maxilar. As radiografias mais úteis são os tomogramas efectuados a diferentes profundidades de corte. Pode ser observada uma "gota pendente". O tratamento envolve a recuperação do conteúdo orbital do antro e a reparação do defeito do pavimento orbital. [23]

RADIOLOGIA

Várias fracturas maxilares envolvem o nariz e os seios paranasais. Estas envolvem as fracturas do complexo zigomático, as fracturas de Lefort I, II e III do maxilar e a fratura orbital.

As vistas occipitomentais são as mais úteis para diagnosticar as fracturas maxilares, embora as radiografias laterais mostrem por vezes a linha de fratura. Pode ser observada uma quebra na continuidade das paredes antrais com ou sem deslocação. Pode haver opacificação parcial ou total do seio maxilar causada por hemorragia.

Uma pancada na órbita causa por vezes uma fratura ou uma explosão de porções finas do revestimento ósseo da órbita. De acordo com Hames e Rakoff, existem três achados radiográficos (melhor visualizados na vista de Water):

- Enfisema orbital
- Opacificação parcial a completa do seio maxilar causada por hemorragia.
- Opacidade em gota pendente na porção superior do seio maxilar devido à herniação de estruturas orbitais através do pavimento orbital fracturado.

Os tomogramas são por vezes necessários para verificar a impressão clínica de uma fratura por explosão. Talvez o achado mais consistente seja a opacificação completa do seio maxilar. Este facto deve ser considerado no diagnóstico diferencial da opacificação do seio, juntamente com a mucocele, a tumorificação completa do antro e a opacificação devida à sobreposição de estruturas anatómicas.

D. PNEUMOCELE E ENFISEMA DA FACE

Uma pneumocele da órbita ocorre após um assoar forçado do nariz quando existe um pequeno defeito ósseo no teto do seio. O doente deve ser medicado com antibióticos e observado quanto ao desenvolvimento de celulite orbitária.

O enfisema aéreo da bochecha pode também seguir-se a uma fratura da parede facial do seio, que pode estar associada a um traumatismo do rebordo orbital inferior.[23]

E. CIRURGIA ORTOGNÁTICA

As osteotomias de Lefort I são realizadas para a correção de vários tipos de deformidades maxilares e envolvem cortes ósseos diretamente nos seios maxilares com fratura inferior da maxila.

Radiograficamente, o nível de fluido aéreo deixa de ser visível após 2-4 semanas e a reação da mucosa diminui gradualmente. Apesar do traumatismo cirúrgico direto no revestimento antral e da presumível perturbação do mecanismo de depuração fisiológico do seio, as infecções são raras quando são utilizados antibióticos.[23]

III. CISTOS

Os quistos são cavidades anormais cheias de líquido, normalmente revestidas por epitélio. Pode encontrar-se uma grande variedade de quistos no seio maxilar, que surgem do alvéolo maxilar e invadem o seio ou diretamente do revestimento do próprio seio. Os quistos podem ser assintomáticos e atingir um tamanho considerável antes do diagnóstico. São detectados devido aos efeitos do crescimento de uma lesão que ocupa espaço ou como achados acidentais num exame radiográfico.

Ocasionalmente, são infectados e provocam sintomas agudos.

1. **Os quistos podem ser classificados como:**[23]

1. Quistos não odontogénicos (Quistos que surgem no seio maxilar)

- Quistos antrais da mucosa
- Quistos maxilares cirúrgicos

2. Quistos odontogénicos (Quistos que penetram no seio maxilar)

- Quistos periapicais
- Quistos residuais
- Quistos dentígeros
- Queratocistos odontogénicos
- Quistos odontogénicos epiteliais calcificantes

3. quisto de origem controversa

- Cisto globulomaxilar

II. Classificação de Lindsay (modificada):[32]

1. Cistos não secretores (sem epitélio, portanto pseudocisto)
2. Cisto secretor (cistos de retenção)
3. Mucoceles

Assim, com base nesta classificação, os quistos e os processos semelhantes a quistos que surgem da mucosa do seio podem ser:

- Pseudocistos
- Quistos de retenção
- Mucoceles

QUISTOS ANTRAIS DA MUCOSA

Sinónimos

Pseudocisto antral, quisto mucoso benigno, quisto de retenção mucoso, quisto mesotelial, pseudocisto, quisto intersticial, falso quisto, quisto linfangiectásico, quisto de retenção do seio maxilar, quisto benigno do antro, quisto mucoso benigno do seio, pseudocisto de retenção seroso não secretor, pseudocisto de retenção[3]

Estas são as lesões mais comuns que afectam o antro maxilar. A variedade de nomes dados a estas lesões reflecte a obscuridade da sua patogénese. A incidência relatada em levantamentos radiográficos varia de 2-10% da população estudada. [23]

PATOGENESE

A verdadeira patogénese destas lesões é controversa, no entanto, uma teoria sugere que o bloqueio dos canais secretores das glândulas seromucosas na mucosa do seio pode resultar numa acumulação patológica de secreções na submucosa, resultando em inchaço do tecido. Uma segunda teoria sugere que o quisto de retenção seroso não secretor surge como resultado da degeneração quística dentro de um revestimento inflamado e espesso do seio.

Os quistos da mucosa do seio maxilar são principalmente do tipo não secretor. Isto baseia-se no facto de não haver diferença na distribuição da luz transiluminada nos lados afectados e não afectados.[33]

O tipo não secretor ou quisto de extravasamento mucoso ocorre quando o líquido se acumula nos tecidos subepiteliais. A lesão capilar permite a fuga de proteínas para a mucosa do seio, que se tornou edematosa devido a infeção ou alergia. Estas sombras radiopacas em forma de cúpula, frequentemente observadas no pavimento do seio maxilar e por vezes incorretamente referidas como mucosa antral, parecem representar uma acumulação focal de exsudado inflamatório que eleva o revestimento epitelial do seio. Não existe uma cavidade revestida por epitélio sob a mucosa do seio, pelo que se utiliza o termo pseudocisto da mucosa.[32]

A abordagem básica no tratamento destes casos envolve exames radiográficos periódicos, se a lesão puder ser diagnosticada como sendo um quisto mucoso não secretor. Se o diagnóstico não puder ser efectuado, recomenda-se a remoção parcial (para biópsia) ou completa da lesão. [33] A excisão do quisto está indicada se estiverem presentes sintomas específicos ou características clínicas persistentes; caso contrário, recomenda-se a não intervenção.

O tipo secretor ou cisto de retenção de muco, provavelmente surge da obstrução da saída de uma glândula durante um período de secreção alterada em resposta a uma infeção sinusal ou alergia. A secreção contínua causa dilatação da glândula, resultando num quisto revestido por epitélio. [23] Estes representam a dilatação do ducto de uma glândula seromucinosa e, por conseguinte, são revestidos por epitélio. [32]

Foi enfatizado que a maioria dos cistos secretores não apresenta sintomas e é encontrada em radiografias de rotina. As seguintes características, embora não sejam inequívocas, apoiam o diagnóstico de um quisto secretor. Existe uma área radiopaca em forma de cúpula que contrasta acentuadamente com o seio maxilar radiolúcido. Um quisto odontogénico que expanda o pavimento antral daria um aspeto semelhante, mas o ângulo formado pelo pavimento antral e a parede do quisto seria menos agudo. Acredita-se geralmente que o quisto de retenção mucosa é uma condição auto-limitada.

CARACTERÍSTICAS CLÍNICAS

Não é invulgar e ocorre em todos os grupos etários. O seu tamanho pode variar de minúsculo a muito grande e, nalguns casos, pode ocupar todo o seio maxilar. A sua taxa de crescimento é desconhecida, mas um quisto grande pode demorar meses ou anos a atingir a expansão máxima. Quando o quisto preenche completamente o seio maxilar, pode eventualmente prolapsar através do óstio nasal. Frequentemente, rompe-se como resultado de mudanças abruptas de pressão causadas por espirros ou assoar o nariz. O pseudocisto pode estar presente no exame radiográfico, mas pode estar ausente alguns dias mais tarde e reaparecer em exames subsequentes. O seio maxilar é o local mais comum de pseudocistos. Estes não estão relacionados com extracções ou doença periapical. [3]

SINAIS E SINTOMAS:

Estes quistos são normalmente assintomáticos e são descobertos por acaso numa radiografia. A descarga espontânea ou o prolapso para o nariz é comum e, por conseguinte, a expansão óssea é rara. Os quistos grandes produzem sintomas de cefaleias, normalmente descritas como uma sensação de peso na região orbital ou frontal do lado afetado, enquanto os quistos pequenos são ocasionalmente sintomáticos. Pode haver uma sensação de plenitude e dormência na bochecha, exacerbada pela pressão sobre a pele que cobre o seio maxilar. Pode observar-se obstrução nasal, corrimento pós-nasal e dores de cabeça frontais. A dor surge principalmente devido à pressão do quisto e desaparece com a sua rutura. [23]

RADIOLOGIA:[3, 37]

Localização: Normalmente projectam-se a partir do pavimento do seio, embora alguns se possam formar nas paredes laterais. O tamanho pode variar desde a ponta de um dedo até um tamanho suficientemente grande para preencher completamente o seio e torná-lo radiopaco.

Periferia e forma: Geralmente aparece como uma massa radiopaca não corticada, lisa e em forma de cúpula. Não existe um rebordo ósseo à sua volta. A base da lesão pode ser estreita ou, mais frequentemente, larga.

Estrutura interna: É homogénea e mais radiopaca do que o ar circundante do antro. É tal que as estruturas anatómicas normais podem ser detectadas através da massa. A transiluminação é normal mesmo na presença de um quisto de grandes dimensões.

Efeito nas estruturas circundantes: O seio maxilar está normalmente livre de qualquer patologia, incluindo expansão e perfuração. O pavimento do seio está intacto.

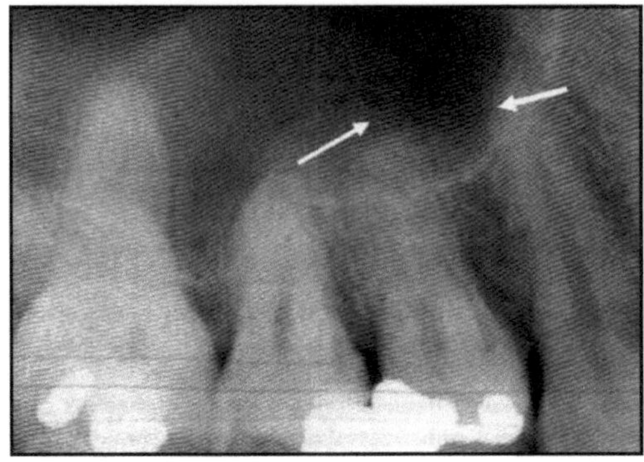

Fig. 7.5: Aspeto radiográfico de um pseudocisto

Na realização de um diagnóstico correto, o Ortopantomograma tem sido mais ou menos superado pela antroscopia.

Diagnóstico diferencial

- Quisto odontogénico: Estes têm uma linha radiopaca marginal fina. É mais arredondado ou em forma de gota. A lâmina dura dos dentes associados ao cisto radicular não está intacta na área apical; ela pode ser contínua com o contorno corticado do cisto. Além disso, o assoalho do antro está ausente ou deslocado.
- Pólipos antrais: São frequentemente múltiplos e têm uma origem infecciosa ou alérgica. São raros e não são necessariamente observados no assoalho antral.
- Estruturas anatómicas normais, por exemplo, concha inferior
- Neoplasias

TRATAMENTO

Os quistos antrais da mucosa maxilar assintomáticos geralmente não requerem tratamento. Às vezes, a rutura espontânea faz com que o cisto desapareça rapidamente. Os quistos sintomáticos podem ser descomprimidos por punção antral ou antrostomia intranasal ou removidos através da abordagem da fossa canina. Os quistos têm uma parede azulada muito fina e tendem a perfurar e a colapsar aquando da remoção. O cisto colapsado pode ser separado da mucosa antral circundante por simples tração.

CISTO MAXILAR CIRÚRGICO

Sinónimos

Mucocele pós-operatória, quisto maxilar pós-operatório, quistos ciliados cirúrgicos do maxilar

Este quisto desenvolve-se no epitélio aprisionado na ferida aquando de uma operação a uma sinusite. Os doentes que foram operados há 10-30 anos apresentam um inchaço bucal com dor e descarga purulenta.

RADIOLOGIA

Estes não afectam o seio inicialmente. Consequentemente, aparecem como uma radiolucência bem circunscrita ou uma estrutura bastante radiopaca no antro, separada da parte não afetada do seio. As lesões são essencialmente esféricas, mas esta forma é modificada pelas estruturas ósseas normais. No entanto, não têm a aparência típica em forma de cúpula do quisto do antro. À medida que aumentam de tamanho, a parede do seio torna-se mais fina e acaba por ser perfurada. Gradualmente, a lesão expande-se para além dos limites originais do seio. Uma vez destruído o osso, alguma forma de condição maligna deve ser considerada no diagnóstico diferencial. Uma distinção radiográfica importante é o facto de estas lesões não realçarem (tornarem-se mais radiopacas) após a administração de material de contraste, enquanto a maioria dos tumores realça num grau variável.

Radiograficamente, observa-se uma radiolucência bem definida mas, para além da ausência de associação com um dente, não existem características distintivas que a diferenciem de um quisto de origem dentária.

TRATAMENTO: É POR ENUCLEAÇÃO. [23]

MUCOCELE

Sinónimos

Piocele, mucopiocele

São geralmente benignas, de crescimento lento e expansivo, causadas pela acumulação e retenção de secreções mucosas no interior do seio. Resultam de um bloqueio do óstio sinusal. Ao longo de um período de tempo, toda a cavidade sinusal é preenchida e fica sem ar. [34] As mucoceles antrais destroem o osso. Distendem a parede óssea do seio à medida que a pressão intraluminal aumenta e acabam por corroer o osso por reabsorção por pressão. Quando isto acontece, o muco hernia para cavidades adjacentes, como o crânio ou a órbita, ou para as superfícies da pele. [35] Se as mucoceles ficarem infectadas, são designadas por piocele ou mucopiocele. [3]

CARACTERÍSTICAS CLÍNICAS

É mais comum no seio frontal. Pode causar dor irradiada devido à pressão sobre os nervos alveolares superiores. O doente pode queixar-se de uma sensação de plenitude na bochecha e a área pode inchar. Se a lesão se expandir inferiormente, pode provocar o afrouxamento dos dentes posteriores. Pode também causar obstrução nasal, diplopia ou proptose, dependendo da direção da propagação.[3]

A evidência radiográfica pode ser extremamente útil no diagnóstico destas lesões. De facto, as mucoceles são mais frequentemente detectadas ou suspeitadas com base em achados radiográficos. Ao contrário dos tumores malignos, as erosões ósseas que ocorrem nas paredes dos seios paranasais têm margens lisas e nítidas. [34]

RADIOLOGIA:

Localização: Raro no seio maxilar, mais comum nos seios frontal e etmoidal.

Periferia e forma: A forma normal do seio é alterada para uma forma mais circular, "forma hidráulica", à medida que a mucocele aumenta.[3]

Estrutura interna: Na sua fase inicial, uma mucocele que envolve todo o antro aparece como uma massa uniformemente "turva". Este aspeto não é específico. No entanto, as lesões mais antigas podem parecer mais radiolucentes, uma vez que o aumento da destruição óssea mais do que anula o aumento da densidade do fluido. Podem ser observadas calcificações dispersas.

Efeitos nas estruturas circundantes: Provoca o alargamento da cavidade sinusal e o adelgaçamento das paredes ósseas, resultando na perda das margens recortadas. Observa-se uma deformação por pressão em vez de uma invasão. A forma do seio muda com a expansão óssea. Os septos e as paredes ósseas podem ser afinados ou mesmo perfurados. Pode haver deslocamento dos dentes ou reabsorção radicular. [34, 35]

Diagnóstico diferencial

- Neoplasia: Normalmente destrói e eventualmente perfura a parede antral. Apresenta um contorno irregular.
- Quistos: Nenhuma evidência de desbaste.

TRATAMENTO

É geralmente cirúrgica, utilizando uma operação de Caldwell-Luc para permitir a excisão da lesão. O prognóstico é excelente. [3]

CISTO GLOBULOMAXILAR

Os quistos globulomaxilares têm tendência a envolver o seio maxilar ou a estender-se ao céu da boca, ou ambos. São geralmente assintomáticos e são encontrados incidentalmente em radiografias. Aparecem como uma radiolucência bem definida, com a forma de uma pera invertida, entre as raízes do incisivo lateral superior e do canino. Os dentes são vitais para o teste da polpa.[23]

No entanto, acredita-se que os quistos na região globulomaxilar são de origem odontogénica e não fissural. Num estudo de uma série de casos de radiolucências globulomaxilares, todos os casos puderam ser classificados histopatologicamente como outras entidades distintas, como o quisto radicular, o granuloma periapical, o quisto periodontal lateral, o queratocisto odontogénico, o granuloma gigante central e o mixoma odontogénico.

O quisto é enucleado e submetido a exame histológico. O diagnóstico determinará o tratamento posterior do doente. [23]

QUISTOS ODONTOGÉNICOS

Todos os quistos odontogénicos surgem do epitélio odontogénico, mas em diferentes fases do desenvolvimento do dente.

✓ QUISTOS PERIAPICAIS

Estes quistos odontogénicos inflamatórios são os mais comuns de todos os quistos da região oral. São encontrados 3 vezes mais frequentemente na maxila do que na mandíbula.

Um quisto apical de um canino superior, pré-molar ou molar e, ocasionalmente, até de um incisivo lateral, pode aumentar o suficiente para invadir o seio maxilar.

Existe uma história de cárie, infeção ou trauma no dente envolvido. Se não estiverem infectados, podem permanecer assintomáticos. O dente associado não será vital e poderá estar descolorido.

Quando o quisto aumenta para o interior do seio maxilar, pode atingir um tamanho considerável antes de causar sintomas. À medida que o crescimento do quisto continua, o assoalho do seio torna-se gradualmente mais fino e o quisto incha no lúmen e, eventualmente, contacta e adere ao revestimento mucoperiosteal. Toda a cavidade sinusal pode ficar ocupada pelo quisto e, ocasionalmente, pode haver expansão e até erosão das suas paredes.

Radiograficamente, o quisto aparece inicialmente como uma radiolucência no interior do osso, mas quando aumenta para o antro, aparece como relativamente radiopaco. São de contorno oval ou circular com uma margem radiopaca bem definida, indicando uma lâmina óssea circundante. O dente associado não possui uma lâmina dura intacta no seu ápice. As radiografias periapicais e oclusais anteriores ou oblíquas são úteis para demonstrar os pormenores.

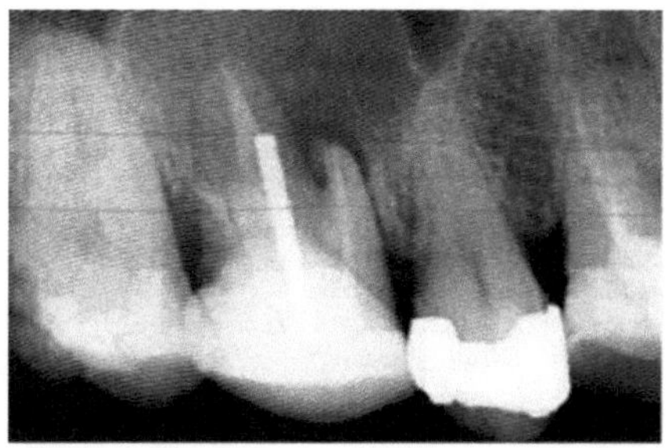

Fig. 7.6 : Aspeto radiográfico de um quisto periapical

CISTOS RESIDUAIS

São quistos que permanecem depois de o dente associado ter sido esfoliado ou extraído ou de um quisto periapical ter sido removido de forma incompleta. São, portanto, mais comuns em pacientes mais velhos e também são mais comuns na maxila do que na mandíbula.

TRATAMENTO

A enucleação do quisto e a obturação radicular ou a extração dos dentes envolvidos produzirão normalmente a regeneração e a cicatrização do osso. A marsupulização dos quistos apicais maxilares não é satisfatória. A cicatrização é geralmente sem intercorrências e o antro volta ao seu tamanho anterior à presença do quisto.

CISTO DENTÍGERO

É o segundo quisto odontogénico mais comum depois do quisto apical. Surge pelo alargamento do espaço folicular em torno de toda ou parte da coroa de um dente. A expansão cística é rápida e um terceiro molar superior pode ser deslocado para a parede póstero-lateral e um canino superior para a parede facial do seio maxilar até ao seu teto. O dente também pode ser deslocado medialmente. No entanto, geralmente é a parede facial ou posterolateral do seio que sofre erosão. Muitas vezes, o cisto é extenso no momento do diagnóstico. As lesões são frequentemente assintomáticas e uma radiolucência unilocular bem definida associada à coroa de um dente não irrompido é observada incidentalmente numa radiografia. Um cisto agressivo pode produzir uma expansão óssea suficiente para causar assimetria facial, deslocamento extremo do dente, reabsorção radicular e dor.

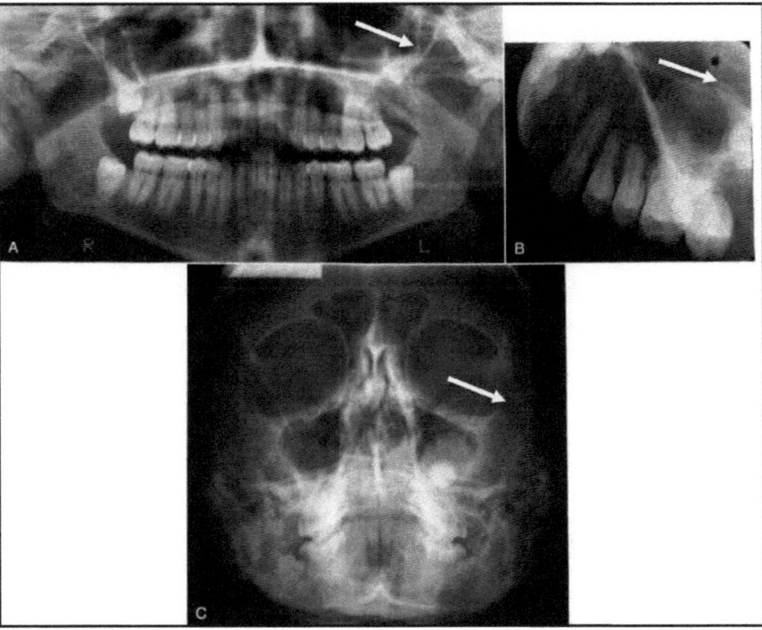

Fig. 7.7: Uma série de imagens mostrando o deslocamento do assoalho do seio maxilar esquerdo como resultado do desenvolvimento de um cisto dentígero associado ao terceiro molar superior esquerdo. A periferia corticada é bem visível nas imagens panorâmica, oclusal e de Water

TRATAMENTO

Geralmente é feita por enucleação, embora a marsupulização possa ser efectuada se o dente tiver de ser retido na esperança de erupção.

QUERATOCISTO ODONTOGÉNICO

Não existem características clínicas patognomónicas, mas a expansão óssea é comum. O diagnóstico é histológico. O reconhecimento deste tipo de quisto é importante devido à sua elevada taxa de recorrência. Tem muitas características em comum com o ameloblastoma.

Radiograficamente, este quisto tem um bordo esclerótico fino produzido por formação óssea reactiva. Pode ser liso ou recortado, unilocular ou multilocular. Por vezes, causa reabsorção radicular de dentes próximos.

TRATAMENTO

Geralmente é feita por marsupulização ou enucleação. São necessários anos de revisão pós-operatória devido à elevada taxa de recorrência.

CISTO ODONTOGÉNICO EPITELIAL CALCIFICANTE

Radiograficamente, aparecem geralmente como uma radiolucência bem definida contendo quantidades variáveis de calcificação. Podem crescer muito e envolver o seio maxilar, mas não recorrem após excisão completa.[23]

RADIOLOGIA :

Um quisto de origem dentária que se assemelha muito ao antro com uma área de radiolucência confinada por uma fina camada cortical branca de osso. Quando o quisto está próximo do antro, é frequentemente difícil diferenciá-lo radiograficamente.

Existem alguns pontos de valor na tentativa de diferenciar o antro normal de um quisto:

a. O córtex de um quisto é geralmente mais nítido e mais claramente gravado do que o córtex do antro

b. A parede do quisto tende a ser mais suave e uniformemente curvada, enquanto a margem antral tende a ser ondulada, não fazendo parte de uma curva, mas de várias ou muitas curvas.

c. A parede cortical do quisto tende a ser ligeiramente mais larga do que a parede antral.

d. A parede antral apresenta interrupções muito pequenas na sua continuidade. Estas não são verdadeiras interrupções, mas resultam da sobreposição de pequenos espaços medulares sobre o córtex antral. Elas não aparecem na parede do cisto.

e. O antro normal mostra a sombra dos sulcos que transmitem os ramos dos ramos médio e posterior da artéria maxilar superior. Não se observa num quisto.

f. A localização parcial do antro normal é comum. Este tipo de aspeto é altamente sugestivo de um quisto; em contrapartida, um quisto pode simular uma localização parcial do seio aéreo. A presença de uma raiz ou de um dente no local pode ajudar no diagnóstico de um cisto.

Esses cistos que se originam fora do seio maxilar invadem o espaço dos seios paranasais deslocando as bordas do seio. O córtex do quisto e a parede do seio podem ser indistinguíveis um do outro e, assim, à medida que o quisto aumenta, o seio diminui de tamanho. O resultado é uma linha radiopaca entre o cisto e o espaço aéreo do seio, dividindo o conteúdo do cisto do aspeto interno do seio. Por conseguinte, pode dizer-se que o quisto invagina em vez de envolver o seio aéreo. [7]

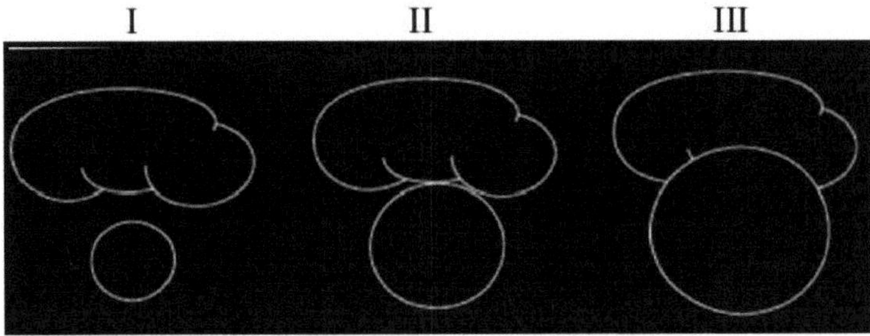

Fig. 7.8: A: O quisto odontogénico começa perto do seio maxilar (I). À medida que aumenta, o cisto invade a borda do seio maxilar (II) e desloca a borda do seio à medida que continua a aumentar (III)

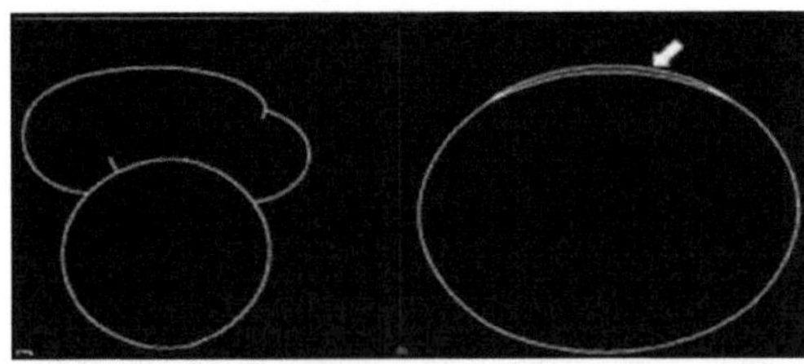

Fig. 7.8: B: O quisto odontogénico, à medida que continua a aumentar, pode invadir quase todo o espaço do seio, deixando um pequeno espaço em forma de sela sobre o quisto (seta)

Periferia e forma: Tem uma forma curva ou oval definida por um bordo corticado.

Estrutura interna: É homogéneo e radiopaco em relação à cavidade sinusal. O grau de radiopacidade pode parecer o de um osso, devido ao contraste extremo com o ar radiolúcido no interior do seio.

Efeitos na estrutura circundante: O cisto pode deslocar o assoalho do antro maxilar. Por vezes, aumenta até ao ponto de invadir quase todo o seio e o espaço residual do seio pode aparecer como uma fina sela sobre o quisto.

Diagnóstico diferencial

- Pseudocisto de retenção: Pode ter a mesma forma, mas não tem um córtex na periferia. No entanto, se o quisto odontogénico for infetado, o córtex pode perder-se. Na maioria dos casos, um exame cuidadoso revelará algum córtex remanescente do quisto. Além disso, a relação com os dentes vizinhos pode ajudar a tomar uma decisão.

- Loculação antral: é mais radiolúcida do que um quisto.[3]

III. TUMORES

Os tumores do seio maxilar dividem-se em

a. Tumores benignos

b. Tumores malignos

A. TUMORES BENIGNOS

Os tumores benignos do seio podem surgir do revestimento como pólipos e papilomas, do osso como osteomas ou dos dentes maxilares como tumores odontogénicos.

Estas lesões são notáveis pela ausência de sintomas que causam enquanto estão contidas no seio. São frequentemente achados acidentais em radiografias efectuadas para o diagnóstico de sinusite ou de doença dentária. Alguns pólipos ou papilomas benignos estendem-se através do óstio para o nariz, causando obstrução. Outras lesões podem aparecer apenas depois de terem crescido até um tamanho tal que obliteram completamente o seio e se expandem para além dos seus limites.

PAPILOMA ANTRAL

Trata-se de uma neoplasia rara do epitélio respiratório. Pode causar obstrução nasal unilateral, corrimento nasal e dor. O doente pode queixar-se de sinusite recorrente durante anos. Ocorre predominantemente em homens.

As características radiográficas podem não ser específicas e o diagnóstico só pode ser efectuado através de um exame histopatológico. Apresenta-se como uma massa radiopaca homogénea de densidade de tecidos moles. A erosão por pressão pode causar destruição óssea.[3]

OSTEOMA

É a mais comum das neoplasias mesenquimais dos seios paranasais. No entanto, o osteoma que envolve o seio maxilar é raro e mais frequentemente envolve os seios frontal e etmoidal. São quase duas vezes mais comuns em homens do que em mulheres e são mais comuns nas 2-4 décadas de vida. A maioria é geralmente assintomática e de crescimento lento, sendo normalmente detectada como um achado incidental num exame efectuado com outro objetivo. Quando ocorrem sintomas, estes resultam da obstrução do óstio do seio ou do infundíbulo, ou como resultado de erosão ou deformidade, envolvimento orbital ou extensão intracraniana. Os que crescem no seio maxilar podem estender-se para o nariz e causar obstrução nasal ou inchaço no lado do nariz. Podem expandir o seio e produzir inchaço da bochecha ou do palato duro. Nalguns casos, ocorre uma fístula externa.

Os osteomas são lobulados ou arredondados, têm uma margem bem definida e são extremamente radiopacos.

O diagnóstico diferencial inclui antrolito, micolito, dentes, odontomas ou neoplasias odontogénicas, embora estes não tenham normalmente um aspeto tão homogéneo como o osteoma. [3]

O tratamento inclui a remoção cirúrgica utilizando a abordagem Caldwell-Luc.

FIBROMA OSSIFICANTE

Esta condição pode ocorrer na maxila e invadir o seio maxilar. É uma forma de lesão fibro-óssea que tende a ser bem demarcada do osso normal circundante e tem uma tendência variável para o crescimento. Alguns casos são agressivos, enquanto outros atingem um estado estável e tornam-se densamente calcificados.[23]

ANTROLITO

A maioria dos antrolitos resulta da incrustação total ou parcial de um corpo estranho no seio maxilar com material calcário. O corpo estranho pode ser de origem endógena ou exógena e constitui o núcleo central sobre o qual se depositam sais minerais, especialmente fosfato de cálcio, carbonato de cálcio e magnésio, formando uma superfície rugosa cinzenta-escura. Se o nidus for endógeno, pode ser um coágulo de sangue, pus ou muco inspirado, fragmento de osso ou raiz. Os corpos estranhos exógenos, como papel ou rapé, podem ser a causa.

Os antrolitos mais pequenos são assintomáticos. Se continuarem a crescer, o doente pode ter uma sinusite associada, corrimento nasal com manchas de sangue, obstrução nasal ou dor facial.

Radiograficamente, apresentam-se como radiopacidades bem definidas com uma forma lisa ou irregular.

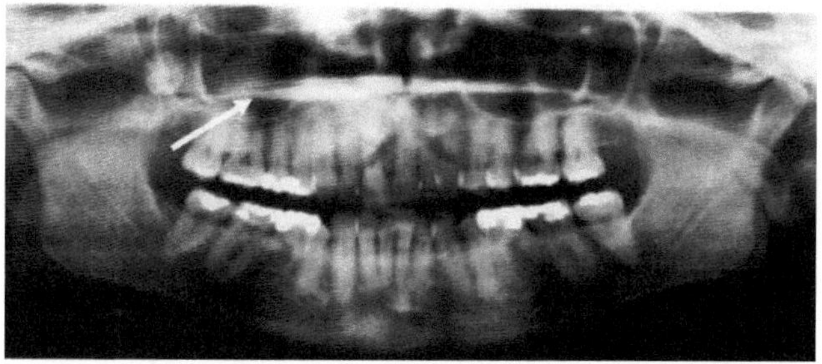

Fig. 7.9: Aspeto radiográfico de um antrolito

Devem ser diferenciados dos rinólitos e dos quistos de retenção maxilares. Uma caraterística fundamental é a localização intrínseca dentro de uma das cavidades sinusais, o que o diferencia dos rinólitos ou odontomas. Será consideravelmente mais radiopaco do que uma massa de tecido mole de tamanho comparável, como um quisto, uma vez que é composto por fosfato de cálcio e sais de carbonato de cálcio.

Os antrolitos sintomáticos são removidos cirurgicamente através da abordagem Caldwell-Luc. [3, 38]

OUTROS TUMORES BENIGNOS: Ameloblastoma, hemangioma, fibromixoma, linfangioma, neurofibroma e tumores de glândulas salivares derivados de glândulas salivares menores no palato.

B. TUMORES MALIGNOS

O carcinoma de qualquer seio paranasal é raro e representa cerca de 0,2-0,8% de todas as neoplasias malignas, sendo que 80% das lesões surgem no seio maxilar. Das neoplasias malignas que surgem no seio maxilar, 80% são carcinomas de células escamosas. Adenocarcinomas e carcinomas indiferenciados são muito menos comuns.

Raramente ocorrem também melanoma, neuroblastoma, sarcoma e linfoma. [23]

ETIOLOGIA

Sabe-se que o epitélio respiratório sofre metaplasia escamosa na presença de infeção e que a sinusite crónica pode, portanto, ser um fator predisponente para o carcinoma antral.

Os adenocarcinomas das vias nasais constituem um risco profissional para os fabricantes de mobiliário e para os trabalhadores da indústria do calçado. Presume-se que tal se deva à inalação de substâncias cancerígenas presentes nas poeiras produzidas durante os processos de fabrico. O uso de rapé indígena e a atmosfera com fumo podem ser factores causais de carcinoma dos seios paranasais.

SINAIS E SINTOMAS

Uma vez que o seio maxilar é um local fechado e oculto, as neoplasias no seu interior podem atingir um tamanho considerável antes de se desenvolverem sinais ou sintomas.

Pode produzir parestesia da bochecha, quando envolve o nervo infra-orbital. A epistaxe também pode estar presente devido à erosão dos vasos sanguíneos pelo tumor. Quando as paredes dos seios paranasais são expandidas ou destruídas, os sintomas surgem devido ao envolvimento de estruturas vizinhas. O local primário e a direção da disseminação determinam o padrão dos sintomas.[23]

Principais sintomas relacionados com a direção da disseminação do tumor

Oral	Inchaço, ulceração, mobilidade dos dentes
Nasal	Obstrução, corrimento sanguinolento, epífora
Orbital	Proptose, diplopia
Infratemporal	Trismo, dor
Facial	Inchaço, dor, parestesia infra-orbital

Ao contrário dos tumores malignos orais, a dor surda parece ser um sintoma frequente. Este facto pode ser explicado pela apresentação tardia, pelas consequências obstrutivas do volume de tecido na cavidade sinusal e pela sua infeção quase inevitável.

A disseminação para os gânglios linfáticos regionais é pouco frequente se o tumor estiver confinado ao seio. As metástases ocorrem relativamente tarde, sendo os gânglios linfáticos jugulares superiores os primeiros a serem afectados. Os gânglios linfáticos cervicais profundos inferiores palpáveis indicam uma disseminação avançada.

Quaisquer sintomas na região do seio maxilar para os quais não se encontre uma causa óbvia devem ser encarados com suspeita.[23]

Classificação TNM para o carcinoma de células escamosas do seio maxilar: [20]

Tumor (T)

T_1 Tumor limitado à mucosa do seio maxilar, sem erosão ou destruição do osso

T_2 Tumor que provoca erosão ou destruição óssea, incluindo a extensão ao palato duro e/ou ao meato nasal médio, exceto a extensão à parede posterior do seio maxilar e às placas pterigóides

T_3 O tumor invade qualquer um dos seguintes locais: osso da parede posterior do seio maxilar, tecidos subcutâneos, pavimento ou parede medial da órbita, fossa pterigoide e seios etmoidais

T_{4a} O tumor invade o conteúdo orbital anterior, a pele da bochecha, as placas pterigóides, a fossa infratemporal, a placa cribriforme, os seios esfenoides ou frontais

T_{4b} O tumor invade qualquer um dos seguintes locais: ápice orbital, dura-máter, cérebro, fossa craniana média, nervos cranianos, com exceção da divisão maxilar do nervo trigémeo (V_2), nasofaringe ou clivus

Gânglios linfáticos regionais (N)

N_X Os gânglios linfáticos regionais não podem ser avaliados

N_0 Sem metástases nos gânglios linfáticos regionais

N_1 Metástases num único gânglio linfático ipsilateral com 3 cm ou menos na maior dimensão

N_2 Metástase num único gânglio linfático ipsilateral com mais de 3 cm mas não mais de 6 cm de maior dimensão; ou em múltiplos gânglios linfáticos ipsilaterais, nenhum com mais de 6 cm de maior dimensão; ou em gânglios linfáticos bilaterais ou contralaterais, nenhum com mais de 6 cm de maior dimensão

N_{2a} Metástases num único gânglio linfático ipsilateral com mais de 3 cm mas não mais de 6 cm de maior dimensão

N_{2b} Metástases em múltiplos gânglios linfáticos ipsilaterais, nenhum com mais de 6 cm de maior dimensão

N_{2c} Metástases em gânglios linfáticos bilaterais ou contralaterais que não excedam 6 cm na maior dimensão

N_3 Metástases num gânglio linfático com mais de 6 cm de maior dimensão

Metástases à distância (M)

M_X Metástases à distância não podem ser avaliadas

M_0 Sem metástases à distância

M_1 Metástases à distância

Agrupamento de estádios do cancro do seio maxilar

Fase I	$T_1N_0M_0$
Fase II	$T_2N_0M_0$
Fase III	$T_3N_0M_0$
	T_1 ou T_2 ou T_3 com N_1 M_0
Fase IV A	$T_4N_0M_0$
	$T_4N_1M_0$
Fase IV B	Qualquer T N_2M_0
	Qualquer T N_3M_0

Estádio IV C Qualquer T Qualquer N M_1

RADIOLOGIA

Um carcinoma antral pode aparecer radiograficamente como um antro "turvo", uma opacidade difusa ou um contorno irregular de tecido mole. Na doença avançada, pode ser evidente a erosão óssea e a destruição da parede do seio.

A vista panorâmica dos maxilares define melhor a interface alvéolo-sinusal do que uma vista de água. No entanto, a maior parte das paredes facial e póstero-lateral do seio maxilar estão sobrepostas à parede medial.

A vista occipitomental (Water's) é mais frequentemente utilizada inicialmente para procurar evidências de doença maligna no antro. A perda do contorno linear fino da parede lateral é um sinal particularmente sensível de destruição óssea.

A tomografia computorizada (TC) tem sido muito útil. Os exames axiais e coronais permitem uma localização anatómica precisa do tumor. O realce com contraste pode ser útil para avaliar o envolvimento dos tecidos moles. Pode definir-se a erosão do osso, o envolvimento dos tecidos moles e a extensão póstero-superior para a órbita, a fossa pterigopalatina e a cavidade craniana.

A RMN permite a realização de exames em três planos e tem o potencial de diferenciar com exatidão o tumor invasor de uma mucocele.

O aspeto radiográfico é semelhante ao de uma massa de tecido mole dentro do antro. Se a cavidade antral estiver preenchida, não há nada que distinga a aparência de qualquer outra massa de tecido mole. Com o envolvimento ósseo, pode ser possível identificar a natureza da lesão. O indício radiográfico mais precoce de malignidade é a destruição óssea, a perda de alguma porção do pavimento ou de uma das paredes do seio. A camada cortical do osso é perdida. Se houver evidência de destruição irregular do osso, a suspeita de malignidade aumenta, particularmente se for observada infiltração óssea. As paredes lateral, medial e posterior do antro têm ossos finos, pelo que a infiltração é difícil de reconhecer.

O aspeto interno tem uma aparência radiopaca de tecido mole.

Efeitos nas estruturas circundantes: À medida que a lesão aumenta, pode destruir as paredes do seio e, em geral, causar áreas radiolucentes irregulares no osso circundante. O processo alveolar adjacente pode revelar destruição óssea à volta dos dentes ou alargamento irregular do espaço da membrana periodontal. Frequentemente, a parede medial do seio maxilar encontra-se afinada ou destruída. Para além da perda da parede medial, esta pode estender-se para a cavidade nasal.[3, 7]

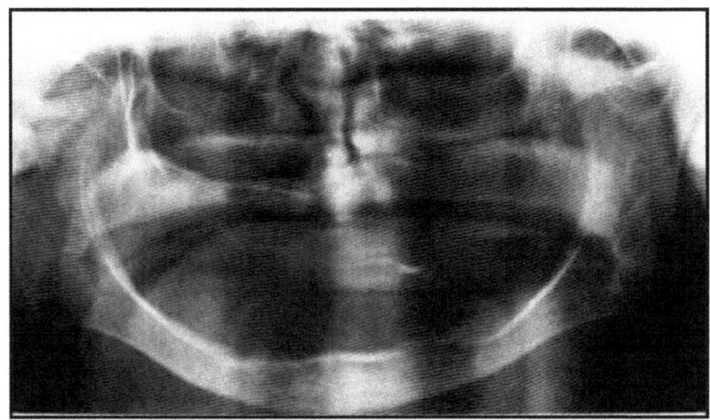

Fig. 7.10: Ortopantomografia mostrando perda de definição do córtex do seio maxilar esquerdo, assoalho nasal e crista alveolar em caso de malignidade envolvendo o seio maxilar

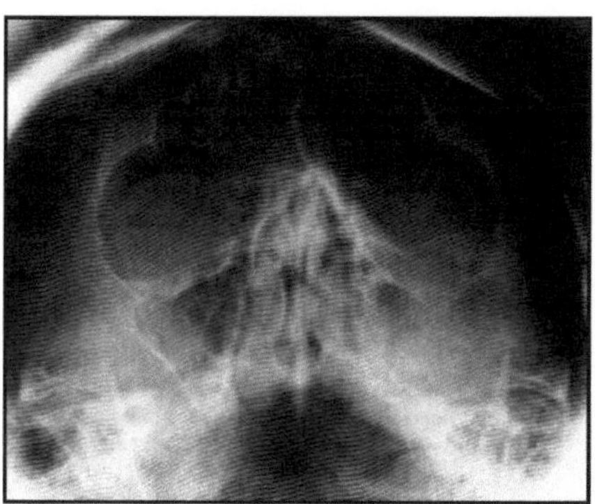

Fig. 7.11: Vista de água mostrando perda de integridade do córtex da parede lateral do maxilar esquerdo e radiopacificação do seio maxilar esquerdo em caso de malignidade

BIOPSIA

O diagnóstico definitivo de malignidade depende da histopatologia. O acesso ao antro é obtido através de uma abordagem Caldwell-Luc ou através de uma antrostomia intranasal e utilizando instrumentação endoscópica. Os tumores que se estendem para a boca podem ser facilmente biopsiados. Quando está presente uma massa ulcerada, é importante efetuar uma biopsia da área adjacente não ulcerada.

PROGNÓSTICO

A direção e a extensão da disseminação são provavelmente os factores mais importantes no prognóstico e estes, por sua vez, estão relacionados com o local e o tamanho do tumor no momento do diagnóstico. Os factores que contribuem para um mau prognóstico incluem a fase avançada da doença quando esta é finalmente diagnosticada e a proximidade de estruturas anatómicas vitais. O melanoma melanótico é particularmente suscetível de ser rapidamente fatal.

A invasão tumoral do conteúdo orbital (T_4) tem um pior prognóstico do que os tumores com invasão limitada das paredes orbitais (T_3). A extensão posterior tem o pior prognóstico porque o tumor atinge a base do crânio de forma relativamente rápida e os sinais clínicos estão ausentes até estar bastante avançado.

TRATAMENTO

É necessário um tratamento, quer seja curativo ou paliativo, pois há desfiguração seguida de uma morte lenta e dolorosa.

A radioterapia é a principal forma de tratamento. Se esta não conseguir controlar a doença até às expectativas, deve ser efectuada a excisão do maxilar. Se os gânglios linfáticos cervicais estiverem envolvidos, deve ser efectuada uma dissecção em bloco do pescoço.[39] Os melanomas requerem uma cirurgia radical e a radioterapia só é indicada se a excisão for incompleta, se o tumor for inoperável ou se houver recorrência. [23, 3]

IV. DOENÇAS DIVERSAS [23, 40, 41, 42]

Algumas doenças raras podem afetar o seio maxilar. Estas incluem:

1. Síndrome de Crouzon
2. Síndrome de Treacher Collin
3. Síndrome de Binder
4. Hemangioma
5. Displasia fibrosa
6. Doença de Paget
7. Querubismo
8. Doenças tropicais
9. Granulomatoses

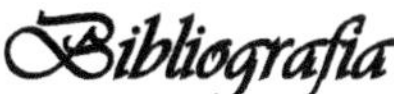

1. Chaurasia BD. The Nose and Paranasal Sinuses. Anatomia Humana. 4th ED. Cap.15, 233-235

2. Drake R, Vogl W, Mitchell A. Nariz, cavidade nasal e seios paranasais. Gray's Anatomy. 1st ED. Ch, 970-972

3. White S, Pharoah M. Seios paranasais. Radiologia Oral: Princípios e Interpretação. 6th ED. Cap. 27, 506-525

4. Bhaskar S. Maxillary Sinus. Orban's Oral Histology and Embryology. 11th ED. Cap.14, 418-434

5. Dayal P, Kubavat H, Singh N. Sinusite maxilar odontogénica. Um estudo de diagnóstico através da aplicação de radiografia periapical intra-oral. JIAOMR 2001; 12(1): 5-9

6. Malik N. Maxillary Sinus and its Implications (Seio maxilar e suas implicações). Livro-texto de Cirurgia Oral e Maxilofacial. 2nd ED. Cap. 39, 563-584

7. Worth H. O Antro Maxilar Anormal. Princípios e Prática da Interpretação Radiológica Oral. 1st ED. Cap.19, 697-715

8. Becker S, Duncavage J. Surgical Anatomy and Embryology of the Maxillary Sinus and Surrounding Structures (Anatomia cirúrgica e embriologia do seio maxilar e estruturas circundantes). O Seio Maxilar: Medical and Surgical Management. 1st ED. Cap.1, 1-7

9. Bell G, Joshi B, Macleod R. Doença do seio maxilar: Diagnóstico e tratamento. Br Dent J 2011; 210(3):113-118

10. Avery J. Histology of the Nasal Mucosa and Paranasal Sinuses.Oral Development and Histology. 3rd ED. Cap. 19, 344-347

11. Erdem T, Aktas D, Erdem G, Miman M, Ozturan O. Hipoplasia do seio maxilar. Rhinology 2002; 40:150-153

12. Tasar M, Cankal F, Bozlar U, Hidir Y, Salgam M e Ors F. Hipoplasia e Aplasia Bilateral do

Seio Maxilar: Achados Radiológicos e Clínicos: Relato de caso. Radiologia Dentomaxilofacial 2007; 36:412-415

13. Karjodkar F. Distúrbios do seio maxilar. Livro de Texto de Radiologia Dentária e Maxilofacial. 2nd ED. Cap.3, 751-773

14. Grovers J, Gray R. Anatomy of the Nose and Paranasal Sinuses (Anatomia do nariz e seios paranasais). A Synopsis of Otolaryngology. 4th ED. Cap. 30, 153

15. Watkinson J, Gaze M, Wilson J. Tumours of the Nose and Sinuses (Tumores do nariz e seios paranasais). Stell and Maran's Head and Neck Surgery. 4th ED. Cap. 19, 378

16. Woo I, Le B. Elevação do assoalho do seio maxilar: Revisão da Anatomia e Duas Técnicas. Implantologia 2004; 13(1): 28-32

17. Hauman C, Chandler N, Tong D. Implicações endodônticas do seio maxilar: A Review. International Endodontic Journal 2002, 35:127-141.

18. Stubinger S, Leiggener C, Sader R, Kunz C. Abscesso Infraorbital: Uma Complicação Rara após a Extração de Molares Maxilares. JADA, 2005; 136:921-925

19. Bhargava. Sinusite. A Short Book of ENT Diseases. Cap. 31, 195-196

20. Dhingra P, Dhingra S. Sinusite Crónica. Doenças de E, N e T. 5th ED. Ch.37, 208-210

21. Lipworth B, White P. Allergic inflammation in the unified airway: start with the nose. Thorax 2000; 55:878-881

22. Whaites E. O Antra Maxilar. Radiografia e Radiologia Dentária. 4th ED. Cap. 29, 373-386

23. McGowan D, Baxter P, James J. O seio maxilar e as suas implicações dentárias. Publicações Wright, 1993

24. Farman A, Nortje C. Condições patológicas do seio maxilar. Panoramic Imaging News. 2 (3)

25. Haring J, Howerton L. Anatomia normal e noções básicas de montagem de película. Radiografia dentária: Princípios e Técnicas. 3rd ED. Cap. 28, 411

26. Ohba T, Katayama H. Anatomia panorâmica de Roentgen do seio maxilar. OOO 1975; 39(4):658-664

27. Katayama H, Ohba T, Ogawa Y. Panoramic Innominate Line and Related Roentgen Anatomy of the Facial Bones (Linha Panorâmica do Inominado e Anatomia Roentgen dos Ossos da Face). OOO 1974;37(1):131- 137

28. Perez C, Farman A. Diagnostic Radiology of Maxillary Sinus Defects (Radiologia diagnóstica dos defeitos do seio maxilar). OOO 1988;66(4):507-512

29. Engstrom H, Chamberlain D, Kiger R, Egelberg J. Avaliação Radiográfica do Efeito da Terapia Periodontal Inicial na Espessura da Mucosa do Seio Maxilar. J of Periodon 1988;59:604-608

30. Ehrl P. Comunicação Oroantral. Int J Oral Surg 1980;9:351-358

31. Rahman A. Corpos estranhos no antro maxilar. Br Dent J 1982;153:308

32. Gardner D. Pseudocistos e cistos de retenção do seio maxilar. OOO 1984;58(5):561-567

33. Gothberg K, Little J, King D, Bean L. A Clinical Study of Cysts Arising from Mucosa of the Maxillary Sinus (Um estudo clínico de quistos que surgem da mucosa do seio maxilar). OOO 1976;41(1): 52-58

34. Barsley R, Thunthy K, Weir J. Mucocele do seio maxilar. OOO 1984;58(4):499-505

35. Gardner D, Gullane P. Mucoceles of the Maxillary Sinus (Mucoceles do seio maxilar). OOO 1986;62(5):538-543

36. Wysocki G. O Diagnóstico Diferencial das Radiolucências Globulomaxilares. OOO 1981;51(3):281-286

37. Allard R, Kwast A, Waal V. Mucosal Antral Cysts. 1981;51(1):2-9

38. Blaschke D, Brady F. O Antrolito Maxilar. OOO 1979;48: 187-189

39. Das S. Swellings of the Jaw. A Coincise Textbook of Surgery. 5th ED. Cap.32, 573-574

40. Afshin H, Sharmin R. Haemangioma envolvendo o seio maxilar. OOO 1974;38(2):204-208

41. Darlow L, Berrios R, Feldman R. Malformação arteriovenosa do seio maxilar: Uma apresentação clínica invulgar. OOO 1988;66(1):21-23

42. Osborne T, Levy B, Baltimore. Odontoma contendo células fantasmas no seio maxilar. OOO 1974;38(5):819-823

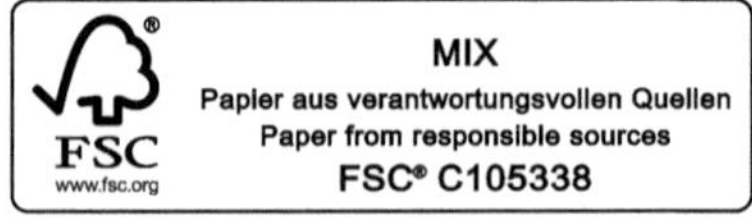

Printed by Books on Demand GmbH, Norderstedt / Germany